플로차트 정신질환의 한방치료

니미 마사노리 · 후루코리 노리오 지음
권찬영 · 장재순 옮김

물고기숲

플로차트
정신질환의 한방치료

지은이 니미 마사노리
후루코리 노리오
옮긴이 권찬영·장재순

1판 1쇄 인쇄 2021. 06. 10
1판 1쇄 발행 2021. 06. 15

발행처_물고기숲 • 발행인_임민수 • 등록번호_제406-2012-000004호 • 등록일자_2012. 01. 03
• 주소_(우10906) 경기도 파주시 와석순환로 61, 708-601 • 전화_031) 943-2090 • 팩시밀리_031) 943-2091

값은 뒤표지에 있습니다. • ISBN 978-89-98038-69-4 • 카카오톡 ID_fishwood • 카카오스토리_http://story.kakao.com/fishwood • 이메일_fishwoodbook@naver.com • 블로그_http://blog.naver.com/fishwoodbook • 물고기숲은 독자 여러분의 의견에 귀 기울여 좋은 책을 만들겠습니다.

추천사

한약은 옛날부터 정신적 고통을 해결하는 데 사용됐습니다. 한방의학에는 심신일여(心身一如)라고 하는 개념이 있는데, 몸의 질병과 마음의 질병은 서로 영향을 미친다고 생각하여 마음의 질병을 치료해 왔습니다. 에도시대 즈이치(随一)와, 오쓰카 게이세쓰(大塚敬節) 선생이 칭송했던 명의인 와다 도카쿠(和田東郭)는 정신질환 치료의 고수였습니다. 보통 옛날 의사들은 시간적 여유가 있어 환자의 가족 구성이나 생활상태를 잘 파악하고 그것을 치료에 활용할 수 있었습니다. 하지만 현대의 바쁜 임상의들에게 정신과 영역의 환자 진료는 시간이 걸리는 성가신 일이기 때문에, 이를 꺼리며 전문가에게 맡기는 경향이 있습니다. 필요한 참고자료도 가까이에 없고, 한약이 정신과 환자에게 효과가 있다고 믿지 않고 있습니다.

그렇지만 주목하십시오. 이번에 서양의학과 한방의학에 모두 깊은 학식을 지닌 니미 마사노리(新見正則) 선생과 임상정신약리학의 일인자로서 연간 7,000명의 진료를 보고 있는 후루코리 노리오(古郡規雄) 선생이 공저하여 훌륭한 책이 나왔습니다. 이 책에는 정신적 고통에 대하여 한약으로 어떻게 대응하는 것이 좋을지 플로차트 형식으로 설명되어 있습니다. 서양의학을 우선시하되, 부족한 부분을 한약으로 잘 보완하여 정신적 고통을 해결하는 방법을 알려줍니다. 실제 임상에서 즉시 처방할 수 있도록 알기 쉽게 해설하고 있습니다. 독자는 정신과 환자에게도 한약이 사용될 수 있음을 실감할 것입니다. 이 책을 추천하는 바입니다.

2019년 2월

일본동양의학회 전 회장 겸 명예회원

마쓰다 구니오(松田邦夫)

시작하며

저는 히로사키 대학 의학부를 졸업한 뒤, 동 대학 신경정신의학과에 입국하여 정신과 의사가 되었습니다. 어엿한 의사가 되기 위해 정신과 약물치료 기술의 향상을 최우선으로 생각했습니다. 대학원에 들어가서 임상약리학 학위를 취득하고, 스웨덴의 카롤린스카(Karolinska) 연구소 임상약리학 교실에서 유학했습니다. 귀국 후에도 히로사키 대학 의학부 부속병원에서 임상정신약리학에 종사하고 있습니다. 임상정신약리학은 정신질환에서 어떤 환자에게 어떤 약이 얼마나 효과가 있는지 검토하는 학문입니다. 임상정신약리학의 연구와 함께 임상경험을 얻기 위해 연간 총 7,000명이라는 많은 환자들을 진찰했습니다. 이와 같은 연구활동과 임상경험으로부터 알게 된 사실은, 양약은 특정 환자에게 일정한 효과밖에 보이지 못하며 많은 환자들에게 불쾌한 부작용이 발생할 수 있다는 것입니다. 그리고 여기에서 벗어난 사람에 대한 치료법은 가지고 있지 않습니다. 이 문제를 해결하기 위해 정신요법이나 전기경련요법, 광치료 등에도 손을 대고 치료 선택지를 늘려보았습니다. 하지만 이것들은 모두 일반진료에 보급하기 어렵다는 문제가 있었습니다.

저는 학창 시절 히로사키 대학 의학부 동양의학연구회에 소속되어 있었습니다. 이 모임은 상당히 광적이어서 1년 동안 《상한론(傷寒論)》을 통독하는 것을 목표로 하고 있었는데, 매년 소양병(少陽病) 근처에서 좌절하는 것을 반복했습니다. 이 쓰라린 경험으로 인해 한방을 완전히 싫어하게 되었고, 최근까지 임상에서 한약을 거의 사용하지 않았습니다. 그래도 어느 정도 '증(證)'에 대한 개념은 자연스럽게 몸에 붙어 있던 것 같고, 정신과 임상에서 리스페리돈증, 올란자핀증과 같은 생각을 무의식적으로 하게 되어 그것을 약리학적 메커니즘으로 설명하려고 했습니다.

저와 한방의 재회는 니미(新見) 선생님의 《플로차트 한방치료》와의 만남입니다. 어느 후배가 항상 가지고 다니다가 진료실에 우연히 놓고 간 것을 살짝 보게 되었습니다. 학창 시절에 완전히 진저리가 나 있던 어려운 한방이론을 무시하는 획기적인 책이었습니다. 《플로차트 한방치료》를 보면서 양약으로 효과가 나지 않아 곤란하던 몇 명의 환자에게 시험 삼아 한약을 처방했습니다. 극적인 효과를 보였던 것은 '반하후박탕(半夏厚朴湯)'과 '산조인탕(酸棗仁湯)', '억간산(抑肝散)'이었습니다. 이때부터 점차 다양한 증례에 한약을 시도하게 되었습니다. 양약으로는 대처할 수 없는 증상에 대해 간단히 해결해주는 경우가 많아, 임상가로서 치료의 폭이 넓어진 것을 실감하고 있습니다. 이번에는 저의 임상경험을 소개하는 것에 불과하지만, 향후 한방에서 서양의학적 근거를 구축하여 일반 임상의가 쉽게 받아들이고 과학적 근거에 기초한 가이드라인을 만들고 싶습니다.

2019년 2월

후루코리 노리오(古郡規雄)

역자의 말

2019년 끝자락부터 시작된 코로나 시대는 오늘날 우리나라를 비롯한 전 세계를 덮쳐 많은 것을 바꾸고 있습니다. 특히 정신건강 측면에서 이번 신종코로나바이러스는 비단 COVID-19 확진자를 너머 의료진, 환자의 가족, 대중에 이르기까지 광범위하게 부정적인 영향을 미쳐왔고, 앞으로 그 영향은 코로나가 종식되더라도 상당기간 지속될 것으로 예상됩니다. 하지만 동시에 희망적인 것은 코로나 시대가 현 인류로 하여금 정신건강의 소중함을 되돌아보는 계기가 되었다는 것입니다.

한의계, 그리고 한방신경정신과 학계 역시 2020년을 기점으로 하여 이번 코로나 시대에 큰 변화를 맞이하고 있습니다. 그리고 정신건강 측면에서 가장 두드러진 변화는 공공 정신보건 분야에서의 한의치료 활용이라고 생각합니다. 예를 들어, 2020년 3월에 개소된 코로나19 한의진료 전화상담센터에서는 '한의사 마음 건강법 지도 매뉴얼'을 통해 여러 심신요법을 활용하여 COVID-19 확진자나 대중의 정신건강 개선에 기여했습니다. 또한, 이처럼 재난 상황에서 트라우마 관리가 중요해짐에 따라 대규모 재난이 발생했을 때 한의 인력의 활용방안을 담고 있는 '재난트라우마 한의의료지원 매뉴얼'이 개발되고 있고(연구책임자: 대구한의대 김상호), 연구를 통해 정신장애를 예방 및 관리할 수 있는 새로운 한의치료기술을 개발하고 이를 국민 건강에 이바지한다는 목적으로 한의학정신건강센터가 설립되어(연구책임자: 경희대 김종우), 공공 정신보건 분야에서의 한의학의 역할을 넓혀나가고 있습니다.

학계뿐 아니라 개별 임상현장에서 임상의의 역할 역시 중요합니다. 본 역자는 정신장애를 치료하는 임상의로서 국민 정신건강에 이바지하기 위해서는 한의치료의 접근성을 제고하는 것이 반드시 필요하다고 생각합니다. 이를 위해서, 정신장애 진료에서 한의치료의 역할(의미와 한계)을 이해하고, 환자들에게 단순한 한약 및 침구요법을 넘어서는 포괄적인 관리를 제공하며, 장기간 약물치료를 필요로 하는 경우가 많은 정신장애 환자들의 부담을 경감시킬 수 있어야 합니다. 니미 마사노리 선생과 후루코리 노리오 선생의 이번 플로차트 역시 이러한 관점에서 기술하고 있고 보험적용 한약 엑기스의 사용을 강조하고 있지만, 이는 한국의 현실과는 달라 일본에서는 환자들이 부담 없이 복용할 수 있는 한약들이 한국에서는 보험이 적용되지 않아 부담이 되는 경우가 많습니다.

따라서 본 역자는 본서에 기재되어 있는 내용들과 함께, 한국 한의사를 위한 역자주에 주의를 두었습니다. 특히 한국에서 인정되는 보험한약의 활용 가능성을 두고 임상경험 및 관련 연구들을 소개하는 데 중점을 두었으며, 한국 한의사가 활용할 수 있는 심신요법들에 대한 소개도 기재하였습니다. 그리고 이는 곧 한의치료의 접근성을 제고하여 여러 임상의분들이 국민 정신건강에 더욱 이바지하는 데 도움이 되었으면 하는 바람이기도 합니다.

한의학은 기본적으로 인본주의에 바탕을 두고 있다고 생각합니다. 한의학은 오래전부터 '사람'을 치료해오던 의학으로서, 이는 정신건강의 가치가 중요해지고 있는 현 시대에서 반드시 필요한 접근법이기도 합니다. 많은 한의사 선생님들께서 코로나로 인해 지치고 힘들고 차갑게 식어 있는 국민 정신건강을 따뜻하게 어루만져주길 기원합니다.

대표 역자, 권찬영.

차례

우울

불면

신경증 · 불안

- 이 책에 기재되어 있는 엑기스 제제의 번호는 주식회사 쯔무라의 제품번호입니다. 번호나 용법·용량은 판매사에 따라 다를 수 있으니 반드시 확인해 주십시오.
- 이 책은 기본적으로 일본에서 보험적용이 되는 한약을 기재하고 있습니다. 한국 독자들을 위한 보험한약의 설명은 '한국 한의사를 위한 역자의 한마디!'를 참고하십시오.
- 플로차트에 기재된 별의 개수는 추천의 정도를 의미합니다(5단계 평가).

칼럼

칼럼 : 항우울제가 효과적일 가능성은?

우울증 치료에서는 충분히 휴식을 취하면서 주치의의 지시에 따라 충분한 양의 항우울제(각각의 약물에 정해진 최대 용량)를 충분한 기간(반년 이상) 복용하는 것이 필요합니다. 항우울제 치료로 증상이 개선되는 경우는 약 50%이고, 관해(remission)되는 경우는 전체의 약 30%로 알려져 있습니다. 그래도 효과가 나지 않는 우울 증상은 우울증 외의 장애 때문일 수 있습니다. 예를 들어 양극성장애, 적응장애, 성격장애, 발달장애의 경우가 있습니다. 한편 우울증이라 할지라도 항우울제로 얻을 수 있는 치료반응이 그다지 높은 것은 아닙니다.

여기에 항우울제는 부작용으로서 항콜린 작용으로 인한 구갈·변비·눈 침침함·배뇨곤란, 아드레날린α1수용체 차단작용으로 인한 저혈압·어지럼증, 항히스타민 작용으로 인한 졸림·체중증가, 항무스카린 작용으로 인한 시력조절장애, 세로토닌 증강작용으로 인한 세로토닌증후군과 구역질·설사·혈압 상승·정신운동성 격앙·두통·불안·신경과민·정서불안정·자살생각의 증가·자살기도·불면증·성기능장애 등의 문제가 많습니다. 게다가 항우울제 중단증후군이 있어 한 번 투여한 약제는 중단이 매우 어렵다는 문제가 있습니다. 부작용에 관한 데이터는 과소평가되어 있어 이득보다도 위해가 더 클 가능성이 있습니다.

특히 경증 우울증이나 소아 우울증에 대해서는 일본 가이드라인에서 항우울제 사용을 권고하고 있지 않습니다.

—후루코리(古郡)

모던 한방의 기본

니미 마사노리

서양의를 위한 모던 한방

한약이 서양의학의 보완의료로서 효과를 발휘하기 위해서는 서양의가 한방을 사용할 수 있어야 합니다. 복부나 맥, 설 같은 고전적인 진찰을 통한 힌트를 사용하지 않더라도, 도움이 된다면 한약을 사용하면 좋습니다. 그리고 한약은 보험적용이 되어 있습니다.

의심하기 전에 먼저 사용해봅시다. 그런 입장이 모던 한방입니다. 한약은 식사의 연장이라고 생각하고 사용해도 상관없습니다. 하지만 한약은 확실히 약효가 있습니다. 즉, 드물게 부작용도 발생할 수 있다는 것입니다. 무슨 일이 일어난다면 중지합시다. 그만큼 주의를 기울여 환자에게 사용하십시오.

서양의학의 보완의료로서 한방(모던 한방)

◎ 서양의가 처방한다.

◎ 엑기스제만 사용한다.

◎ 서양의학으로 치료되지 않는 것이 주된 치료대상이다.

◎ 효과가 없을 때는 순차적으로 처방을 변경하면 된다.

◎ 현대의학적 관점에서 이해한다.

◎ 고전을 처음부터 읽을 필요는 없다.

◎ 한방진료(복진과 설진)는 하는 편이 좋지만 필수는 아니다.

◎ 내일부터라도 처방이 가능하다.

오쓰카 게이세쓰(大塚敬節) 선생님은 상기 처방방법을 '한방약치료'라고 불렀습니다. 《대총경절저작집(大塚敬節著作集)》에서)

한약의 부작용

무슨 일이 일어난다면 중지합니다

보험적용 한방 엑기스제를 1포 복용한 것만으로 사망한 사례는 없습니다. 노인과는 상관없지만, 보험적용 한방 엑기스제로 유산·조산한 보고조차 전혀 없습니다. 한약은 OTC로도 판매되고 있으며 의사의 처방전 없이 약사의 판단으로 투여가 가능한 약제입니다. 즉, 가장 안전한 부류의 약물이라고 할 수 있습니다. 하지만 약효가 있는 이상, 드물게 부작용도 나타납니다. 그런 부작용은 서서히 조금씩 일어나기 때문에, "무슨 일이 일어난다면 (복용을) 중지하는 겁니다"라고 덧붙여 말하면 전혀 걱정이 없습니다.

그러나 인지기능이 저하된 노인은 주의가 필요합니다. "무슨 일이 일어난다면 (복용을) 중지하는 겁니다"라는 말의 의미를 모를 수 있기 때문입니다. 그럴 때는 2주 간격으로 진찰하여 안전하게 처방할 수 있다고 생각합니다.

마황제(麻黃劑)

마황으로부터 에페드린(ephedrine)이 나가이 나가요시(長井長義) 박사에 의해 단리(單離)되었습니다. 마황을 함유한 한약을 만연히 장기간 투여하면 혈압이 상승할 수 있습니다. 따라서 주의하여 사용해야 합니다. 일반 외래에서 마황제를 장기간 투여할 때는 환자에게 혈압기를 구비하도록 하고 혈압이 오르는 것 같으면 재진 및 전화상담을 하도록 지시합니다. 그것을 싫어하는 환자에게는 2주마다 진찰을 받도록 권고하면 됩니다.

'麻'라는 글자가 들어 있는 한약으로는 마황탕, 마행감석탕, 마행의감탕, 마황부자세신탕 등이 있고, 이런 한약들에 마황이 포함되어 있다고 간단히 이해할 수 있습니다. 문제는 '麻'라는 글자가 들어 있지 않지만 마황이 포함되어 있는 한약입니다. 이런 한약들에는 갈근탕, 갈근탕가천궁신이, 소청룡탕, 월비가출탕, 의이인탕, 방풍통성산, 오적산, 신비탕, 오호탕 등이 있습니다. 이와 관련하여, 승마갈근탕의 '麻'는 승마(升麻)를 의미하고, 마자인환의 '麻'는 마자인(麻子仁)을 의미하는 것으로서, 마황과는 무관합니다.

감초(甘草)를 함유하고 있는 한약은 주의가 필요

감초는 글리시리진(glycyrrhizin)을 함유하고 있으며, 장기간 투여하면 가성 알도스테론증이 발생할 수 있습니다. 혈압이 상승하고 혈청 칼륨이 감소하며 하지가 붓게 됩니다. 감초가 1일 용량으로 2.5g을 초과하면 약제부의 선생님에게서 감초의 양을 파악한 후 처방한 것인지 확인 전화를 받게 될 수 있습니다.

하지만 다른 병원에서는 작약감초탕을 1일 3회로 수년간 처방받았지만 전혀 변화가 없는 환자가 몇 명이나 있었습니다. 작약감초탕은 구성 생약이 두 종류로서 만연히 투여하면 내성이 발생하고 가성 알도스테론증의 위험도 있습니다. 한방을 이해하여 처방한다면 일어나지 않겠지만, 현실적으로는 유감스럽게도 발생하고 있는 일들입니다. 감초 함유량이 많은 한약은 [표1]과 같습니다.

[표1] 감초 2.5g/일 이상 함유한 한약

6g	작약감초탕
5g	감맥대조탕
3g	소청룡탕, 인삼탕, 오림산, 자감초탕, 궁귀교애탕, 계지인삼탕, 황련탕, 배농산급탕, 길경탕
2.5g	반하사심탕

한편 감초는 128가지 내복약 중 94가지 처방에 포함되어 있습니다. 따라서 한약의 병용으로 인해 감초를 중복 투여하게 되고, 감초의 양이 2.5g/일을 초과하는 경우도 많이 발행합니다(표2). 주의한다면 전혀 문제가 없지만, 만연히 장기간 투여한다면 주의가 필요합니다.

[표2] 엑기스제를 중복 처방할 때에는 감초의 용량에 주의

처방①(감초 g)	처방②(감초 g)	①+②의 감초량(g/일)
작약감초탕(6)	시호계지탕(2)	8
작약감초탕(6)	소경활혈탕(1)	7
소청룡탕(3)	소시호탕(2)	5
영감강미신하인탕(2)	소청룡탕(3)	5
맥문동탕(2)	소시호탕(2)	4
백호가인삼탕(2)	소시호탕(2)	4
마행감석탕(2)	소시호탕(2)	4
영감강미신하인탕(2)	소시호탕(2)	4
갈근탕(2)	계지가출부탕(2)	4
월비가출탕(2)	방기황기탕(1.5)	3.5
소경활혈탕(1)	당귀사역가오수유생강탕(2)	3

※생약이 중복될 때는 엑기스제에서는 처방①+②의 합계를, 전탕액에서는 많은 쪽의 용량을 기준으로 처방합니다.

이뇨제를 복용하고 있는 경우, 환자의 칼륨 수치가 4mmol/L 이하로 되어 부정맥이 발생할까봐 걱정하며 감초를 함유하고 있는 한약의 투여를 주저할 수 있습니다. 그럴 때는 감초를 함유하지 않은 한약을 알고 있는 것이 중요합니다. 감초를 함유하지 않은 한약으로도 훌륭한 대응이 가능합니다.

전탕액에서는 감초를 제거할 수 있어서 좋은데, 구성 생약이 고정되어 있는 한방 엑기스제에서는 생약을 제거할 수 없습니다. 감초를 투여하고 싶지 않지만 한약을 투여하고 싶을 때는 [표3] 중에서 감초를 포함하지 않는 한약을 선택하면 됩니다.

[표3] 감초를 함유하지 않은 처방

마황제	마황부자세신탕
사심탕	황련해독탕, 온청음, 삼황사심탕
시호제	대시호탕, 시호가용골모려탕
삼기제(蔘芪劑)	반하백출천마탕
신허	팔미지황환, 육미환, 우차신기환
혈허	칠물강하탕, 사물탕
구어혈제	당귀작약산, 계지복령환, 대황목단피탕
수독(水毒)	오령산, 소반하가복령탕, 저령탕
부자제	진무탕
건중탕	대건중탕
하제	마자인환, 대승기탕
기타	반하후박탕, 오수유탕, 목방기탕, 복령음, 신이청폐탕, 저령탕합사물탕, 복령음합반하후박탕, 인진오령산, 삼물황금탕, 계지복령환가의이인, 인진호탕

소시호탕(첨부문서의 금기사항)

①인터페론 제제를 투여 중인 환자
②간경변, 간암 환자
③만성 간염에 의한 간기능장애로 혈소판수가 10만/mm^3 이하인 환자

보험적용 한방 엑기스제 중에서 금기항목은 소시호탕에 유일하게 존재합니다.

노인에서 원발성 간암이나 전이성 간암을 앓고 있는 사람도 적지 않기 때문에 주의가 필요합니다.

또한 이 금기사항은 소시호탕에만 적용되고 이상하게도 소시호탕을 함유하는 한약인 시호계지탕, 시함탕, 시박탕, 소시호탕가길경석고, 시령탕에는 없습니다.

장간막정맥경화증

최근 주목받고 있는 산치자에 의한 부작용입니다. 산치자를 함유하는 한약을 5년 이상 복용할 때는 특히 주의가 필요하다고 알려져 있습니다(표4). 설사, 복통, 변비, 복부팽만, 구역질, 구토 등이 반복되어 나타나는 경우나 변잠혈이 양성인 경우에는 만약을 위해 대장내시경검사를 실시합시다. 저는 전혀 신경 쓰지 않고 사용하고 있지만, 이런 부작용이 있음을 알고 있는 것이 중요합니다.

[표4] 산치자를 함유한 한약

황련해독탕, 가미소요산, 형개연교탕, 오림산, 온청음, 청상방풍탕, 방풍통성산, 용담사간탕, 시호청간탕, 청폐탕, 신이청폐탕, 인진호탕, 가미귀비탕 등

정신과 한약의 일괄목록

특히 정신과쪽

한약	
기제(소엽, 향부자, 후박 등이 포함)	기를 순환시킴
시호제(시호가 포함)	복잡한 병태
삼기제(인삼+황기가 포함)	체질개선
사군자탕류(인삼+복령+창출+감초가 포함)	기력이 없음
사심탕류(황련+황금이 포함)	상열감
건중탕류(교이가 포함)	체질개선
사물탕류(지황+당귀+작약+천궁이 포함)	빈혈 경향성
대황제(대황(+망초)이 포함)	변비
구어혈제(도인, 목단피, 홍화, 대황, 당귀 중 2개 이상 포함)	여성용
온성 구어혈제(당귀를 포함하고, 지황은 없음)	여성용
마황제(마황이 포함)	통증 전반
부자제(부자가 포함)	통증 전반
이수제(복령, 출, 택사, 저령, 반하, 방기 중 2개 이상 포함)	두통
육미환류(지황+산수유+목단피가 포함)	노인용
계지탕류(계피+작약+감초+대황+생강이 포함)	컨디션을 조절함

향소산, 시박탕, 가미소요산, 산조인탕

십미패독탕, 소시호탕

보중익기탕, 십전대보탕, 인삼양영탕

육군자탕, 십전대보탕

황련해독탕, 온청음

소건중탕, 황기건중탕

사물탕, 온청음

도핵승기탕, 조위승기탕

계지복령환, 도핵승기탕

당귀작약산, 당귀건중탕

마황탕, 마황부자세신탕

진무탕, 계지가출부탕, 마황부자세신탕

오령산, 진무탕

팔미지황환, 우차신기환

계지탕, 계지가출부탕

칼럼 : 한방 네이티브(native)!

디지털 네이티브라는 것은 학창 시절부터 인터넷과 컴퓨터를 가까이 접했던 세대를 의미합니다. 이들은 인터넷이나 컴퓨터에 거부감이 없고 대체로 1976년 이후에 태어난 사람들입니다. 그리고 인터넷과 컴퓨터의 발전 속도는 점차 증가하고 있습니다. 통신속도도 빨라지고 저장매체의 용량도 급증하며 가격이 격감했습니다. 누구든 어디서나 동영상을 볼 수 있는 시대입니다. 공부하려고 생각만 한다면, 그 소재는 많이 있습니다. 이런 시대에서는 "나의 제자로 들어오면 가르쳐주겠다"는 옛날식 도제제도는 거의 의미가 없습니다. 밑바닥부터 꾸준하게 쌓아 올리는 경험적 학습방법은 무너져가고 있습니다. 거의 비슷한 결과라면 간단하게 단시간에 효율적으로 배울 수 있는 상황이 되었습니다. 그런 입장이 모던 한방입니다. 저는 한방을 20년 가까이 공부하면서 한방진료를 하지 않아도, 고전을 읽지 않아도 거의 비슷한 결과가 나온다고 확신하게 되었습니다. 그리고 모던 한방의 계몽과 보급에 힘써왔습니다. 오늘날 젊은 선생님들은 학창 시절부터 한방 수업을 받고 있습니다. 즉, 한방 네이티브라고 할 수 있습니다. 하지만 그 수업에는 현대 중의학과 같이 일관성 있는 교과서가 없습니다. '한방의 존재는 알고 있지만 알기는 조금 어렵고, 하지만 어딘지 모르게 좋을 것 같다!'는 인상이 대부분일 것입니다. 그래서 거의 비슷한 결과라면, 간단하고 단기간에 배울 수 있는 시스템이 요긴하다는 것입니다. 참고로 디지털 네이티브 세대의 출생연도인 1976년은 보험적용 한방 엑기스제가 대폭 증가된 해이기도 합니다.

—니미(新見)

플로차트

니미 마사노리

자율신경실조증

First choice

집착한다

짜증낸다

스트레스가 있다

이것 하나만!

다른 병원에서는 주로 자율신경실조증이나 갱년기장애로 진단되고 있으며, 서양의학적으로는 명백한 이상이 없으므로 휴지통 진단(wastebasket diagnosis)의 병명인 경우에는 한약의 차례라고 생각합니다. 가미소요산을 느긋하게 1년 이상 지속할 심산으로 대처합니다. 특별히 증상이 악화되지 않으면 계속 지속합니다. 4주마다 외래로 와서 받아가도록 하여 가미소요산을 지속합니다.

한국 한의사를 위한 역자의 한마디!

가미소요산

정신과 임상에서 가미소요산은 갱년기 정신증상이나 불안, 부정수소에 다용하는 매우 유용한 한약입니다. 이 한약이 여성 환자에게 유용한 것은 사실이나, 꼭 여성 환자에게만 사용되는 한약은 아니라는 점도 유념해주세요.

관련 전임상근거: 항스트레스, 항불안, 신경세포 보호

임상근거

(1) 한국(보험한약-경방)-RCT: 범불안장애에 대해 8주 동안 투여 후, 혼합단미엑스산 또는 플라세보에 비해 복방엑스산에서 삶의 질(WHOQOL-BREF), 우울(BDI), 강박, 신체 증상(SCL-90-R)이 유의하게 개선됨

가미소요산

자율신경실조증의 여왕님이라고 할 수 있는 처방이며 무조건 느긋하게 사용합니다. 아래 기재된 처방으로 변경해도 효과가 없다면 이 처방으로 되돌립니다.

여신산

같은 호소에 집착할 때. 보험병명은 여성의 호소뿐이지만, 저는 남성 환자의 경우에도 보험병명에 '남성의 혈도증(血道症)'이라고 기재합니다. 효과가 없다면 가미소요산으로 되돌립니다.

억간산

짜증 내는 것이 메인일 경우. 효과가 없다면 가미소요산으로 되돌리는 것이 기본 이미지입니다.

시호가용골모려탕

스트레스에 의한 호소에 현저한 효과가 있습니다. 효과가 없다면 가미소요산으로 되돌리는 것이 기본 이미지입니다.

이것 하나만!

전탕액의 시대에는 환자분이 "효과가 없는 것 같아요, 꼭 변경해보세요"라고 말하면, 오쓰카 게이세츠(大塚敬節) 선생님은 "알겠습니다!"라고 말하고 같은 가미소요산을 처방했다고 합니다. 그리곤 점점 더 좋아졌다는 것입니다. 전탕액이기 때문에 가능했던 일입니다. 지금은 엑기스제이기 때문에 변경하지 않을 수 없습니다. 그런 때에 위 방법을 시험해봐도 효과가 없다면, 다시 가미소요산으로 되돌립니다.

(J Ethnopharmacol. 2014).

(2) 한국(보험한약-한신)-CCT: 조현병에서 항정신병약으로 유발된 지연성운동장애가 있는 환자에게 16주 동안 투여 후, 지연성운동장애(AIMS) 유의하게 개선됨(Psychiatry Clin Neurosci. 2007).

(3) 일본(엑기스제)-RCT: 갱년기 정신신경증상에 대해 투여 전에 비해 4주 동안 투여 후, 우울(SDS, HADS)과 불안(HADS)이 유의하게 개선. 8주 투여 후, 불면(PSQI)이 유의하게 개선. 가미소요산은 입면의 어려움, 짜증, 어지럼증, 동계, 손발 저림에 특히 효과적임. 호르몬대체요법은 혈관운동신경증상을 위주로 중도각성, 기분장애, 동계, 어깨와 목의 결림에 특히 효과적이었음(女性心身医学. 2010).

불면증·수면장애

First choice

피곤한데 잠을 잘 수 없다

기분이 격해져서

짜증나서

이것 하나만!

불면증에는 벤조디아제핀이 일본에서 빈용, 아니 오히려 남용되고 있습니다. 영국의 《Ashton manual》을 보면 여러 가지 공부가 됩니다. 벤조디아제핀과 동등한 효과를 한방에 기대하는 것은 과도한 기대일 수 있습니다. 가미귀비탕을 끼니마다 복용하고 나서 숙면감이 증가된 환자분이 있는가 하면, 취침 전에 복용하는 것이 효과가 있다는 환자분도 있습니다. 시도해보는 수밖에 없습니다.

한국 한의사를 위한 역자의 한마디!

아로마테라피

한약 중에 즉효성 수면제와 같은 빠른 효과를 기대할 수 있는 처방은 거의 없습니다. 하지만 한의 임상에서 즉각적인 항불안 효과나 최면·진정 효과를 얻기 위해 아로마테라피(향기요법)의 병용을 고려해볼 수 있을 것이라 생각합니다. 특히 흡입하는 방식의 아로마테라피는 경도 수면장애를 개선시키는 효과(J Altern Complement Med. 2014)와, 불안장애 환자에서의 항불안 효과가 인정되고 있습니다(Phytomedicine. 2019). 불면증의 개선을 위해 라벤더, 캐모마일, 일랑일랑 등을 고려할 수 있겠으나, 역자는 항불안 및 최면진정 효과를 위한 목적으로

가미귀비탕

세 끼마다 복용해도, 자기 전에 복용해도 OK. 먼저 시도해보는 약입니다. 환자분에게 "한약에는 해가 없기 때문에, 안심하고 드셔도 됩니다!"라고 말하면 오케이.

산조인탕

피곤한데 잠을 잘 수 없을 때 현저한 효과가 있습니다. 또는 지나치게 자는 것에도 현저한 효과를 보일 수 있습니다. 기묘한 한약.

황련해독탕

기분이 격앙돼 있을 때(한방에서는 기역(氣逆)이라고 부르는 상태) 효과가 있습니다.

억간산

짜증을 억제합니다. 황련해독탕(黃連解毒湯)과의 구분은 어려우므로 우선 시도해봅시다.

이것 하나만!

한약에서 즉효성이 있는 수면제(즉, 초단기간형 벤조디아제핀)의 효과는 기대하기 어렵습니다. 다만 보조적으로 도움이 됩니다. 뇌과학 분야 선생님들은 "뇌를 쉬게 하기 위한 것이라면 어두운 방에서 조용히 누워 있는 것만으로 충분"하다고 말합니다. "숙면감은 나이가 늘어감에 따라 적어지는 것이 당연합니다"라고 격려만 해줘도 개선되는 사람도 있습니다.

라벤더 오일을 추천합니다. 라벤더는 여러 전임상연구와 임상연구를 통해 불안완화, 기분안정, 진정, 진통, 항-경련, 신경보호 등의 특성이 있는 것으로 알려졌습니다(Evid Based Complement Alternat Med. 2013). 약리학 연구에 따르면, 라벤더 오일은 GABAA-벤조디아제핀 수용체에 작용하는 것으로 보이지는 않으나 NMDA 수용체에 대한 길항작용이나 SERT의 억제를 통해 항불안 및 항우울 효과를 보일 수 있습니다(Front Pharmacol. 2017). 라벤더와 로즈마리 오일을 사용한 한 연구에서 3분간 아로마테라피 후 뇌파검사를 실시한 결과 beta power가 증가하여 즉각적인 최면 효과가 있음을 알 수 있었고(Int J Neurosci. 1998), 수면위생교육에 더하여 수주 동안 병행할 경우 수면결과를 개선시키고(J Altern Complement Med. 2015), 벤조디아제핀에 의존적인 노인 환자에서 테이퍼링을 도울 수 있다는 연구 결과도 있었습니다(Lancet. 1995).

칼럼 : 조현병 현재와 과거

한방에서는 기본적으로 다루지 않는 조현병도 《초창잡화(蕉窓雜話)》 2편 말미에 기재되어 있습니다. 발광 증상이 발생한 환자는 웅담이나 인삼, 황련 등을 계속해서는 안 된다는 것. 실증에서는 자원(紫圓)[1]등으로 강력하게 사하시키는 것이 효과적일 수 있다는 것. 돌연 발광하여 손쓸 방도가 없는 경우에는 안에서 앉을 수 없는 작은 상자에 가두어 넣으면 진정된다는 것. 막대기에 묶어놓는 것이 효과적인 경우도 있다는 것. 어쨌든 손발이 자유로우면 기분이 점점 격앙되고 발광 상태가 오래 지속된다는 것. 그리고 평소 성실하고 얌전하던 사람이 갑자기 발광할 경우에는 입술이 파랗게 될 때까지 뼈에 스며들 정도의 찬물에 담그는 것이 효과적이라는 것 등이 기재되어 있습니다. 이러한 치료들은 현대의학에서 보면 인권침해 취급을 받을 만한 것들이지만, 서양의학적 치료법이 아무것도 없는 시대에는 그런 방법들을 썼습니다.

또한 당시에는 불치병인 유방암도 소개되어 있습니다. 늦어도 7~8년, 빠르면 2~3년 내에 사망한다고 기재되어 있습니다. 와다 도카쿠(和田東郭)라도 유방암은 완치시킬 수 없었던 것입니다. 그리고 같은 에도시대의 명의인 하나오카 세이슈(華岡青洲)도 유방암을 한방에서 치료할 수 없었기 때문에 어머니와 아내를 실험 대상으로 하여 전신마취를 고안했습니다. 소설이나 연극으로 소개된 《하나오카 세이슈의 아내》로 유명하지요. 1804년의 일입니다. 저는 역사를 정말 좋아하는데, 이러한 관점으로 고전을 읽으면 재미있습니다.

—니미(新見)

1) 자원(紫圓): 행인, 대자석, 파두, 적석지로 구성된 한방 처방.

칼럼 : 최고의 명의 와다 도카쿠(和田東郭)

《초창잡화(蕉窓雜話)》는 마쓰다 구니오(松田邦夫) 선생님의 스승인 오쓰카 게이세쓰(大塚敬節) 선생이 가장 존경하는 에도시대의 한방 명의, 와다 도카쿠(和田東郭)의 제자들이 스승의 진료를 기재한 책입니다. 모던 한방은 처방선택을 위해 한방진료나 고전의 독파가 필요하지 않다는 입장이지만, 그것들을 부정하는 것은 아니며, 흥미를 가진 단계에서 시도해보면 좋습니다. 저도 많은 한방서적을 읽었습니다. 역시 《초창잡화》가 가장 재미있고 임상적으로 유용했습니다. 현대어로 번역된 책은 없고, 《모던 한방, 골라 읽는 초창잡화》와 같은 해설서를 참고할 수 있습니다. 여러분들도 고전에 흥미가 있다면 읽어보시길 바랍니다. 칼럼에도, 많은 저의 기타 서적들에서는 얻을 수 없는 지식들이 수록되어 있어서 재미있습니다. 《초창잡화》는 5편으로 되어 있습니다. 과학이 등장하기도 전 시대의 지혜로, 현대에서는 황당무계하다고 생각되는 기술도 많이 있고, 의사의 마음가짐도 서술되어 있습니다. 한방의 사용법도 설명되어 있습니다. 또한, 미혼 딸이 임신했을 때의 이야기 방법도 실려 있습니다. 그리고 무엇보다 유용한 것은 마음의 병에 관련된 수많은 사례가 소개되어 있다는 점입니다. 그것도 마음먹기에 따라 개선되는 증상에 관련한 것이 다수를 차지하고 있습니다. 따라서 양의사인 저희에게도 공부 거리가 되는 것입니다. 그리고 그것을 현대 진료에서도 응용할 수 있을 것입니다. 《초창잡화》는 이처럼 훌륭한 책입니다.

—니미(新見)

칼럼 : 이정변기

마음먹는 것으로 증상이 달라질 수 있음은《초창잡화(蕉窓雜話)》에 다수 수록되어 있습니다. 그 기저에 있는 키워드는 '이정변기(移精變氣)'입니다. 이정변기를 알 수 있는 쉬운 예는,《정말로 내일부터 사용할 수 있는 한약 7일 학습과정》에 소개되어 있습니다. 마쓰다 구니오(松田邦夫) 선생님의 아버님은 마키에(蒔絵)[1]의 인간국보인 마쓰다 곤로쿠(松田權六) 장인입니다. 그의 친한 친구가 다구치 겐지로(田口健二郎) 선생으로 쇼와 천황의 시의(侍醫)였습니다. 당시 황후의 3번째 출산은 난산이었습니다. 그래서 다구치 겐지로 선생을 불렀습니다. 그리고 폐하께 큰 소리로 산실까지 닿는 목소리로 다음과 같이 말하도록 했답니다. "출산은 아직 안 되었나? 가능하다면 또 한 명의 여자아이가 나오면 좋겠군." 여아만 계속 출산하고 있었기 때문에 황후는 고뇌하고 있었고, 그것이 원인으로 난산이 되고 있다는 배려인 것입니다. 그래서 천황 폐하 한마디에 무사히 출산이 끝났다는 이야기입니다. 이런 '이정변기'와 관련된 다수의 증례가《초창잡화(蕉窓雜話)》에 등장합니다. 덧붙여 말하자면, 마쓰다 곤로쿠(松田權六)의 아드님인 마쓰다 구니오(松田邦夫) 선생님은 다구치 겐지로(田口健二郎) 선생과 같은 한방 명의가 되었고, 다구치 겐지로 선생의 아드님인 다구치 요시쿠니(田口善国) 씨는 마쓰다(松田) 가문에서 학창 시절에 더부살이를 하고 그 후 인간국보가 되었습니다. 이런 이야기들을 매주 금요일 마쓰다 구니오 선생님에게 들을 수 있다는 것이 저의 소중한 재산입니다.

—니미(新見)

1) 마키에(蒔絵): 일본 특유의 공예품.

육군자탕

사군자탕+진피+반하가 육군자탕. 식욕저하를 키워드로 처방하고 있으면 다른 증상이 치료되는 경우가 있습니다.

이것 하나만!

정신질환에 한약을 보조적으로 대처하는 경우에는 본인이 힘들어하는 점 중 하나에 주목하는 것도 중요한 전략 중 하나. 그럴 때 키워드가 식욕부진입니다. 이것을 힌트로 육군자탕을 느긋하게 처방하면 마음의 병이 나을 수 있습니다. 육군자탕이 효과가 있는 것인지, 의도적으로 시간을 벌고 있었던 것인지 뚜렷하지는 않지만, '그 약으로 치료되었다'며 기뻐하는 경우가 있습니다.

한국 한의사를 위한 역자의 한마디!

반하백출천마탕

정신과 임상에서 육군자탕은 우울에 동반된 식욕부진에 유용하게 사용될 수 있습니다. 하지만 현재 보험한약 56종에 육군자탕은 포함되지 않아 아쉽습니다. 대신 그 처방구성이 유사한 반하백출천마탕으로 대용을 고려해볼 수 있다고 생각합니다.

관련 전임상근거: 항치매, 수면시간 연장, 진정, 장관 이완

임상근거

(1) 일본(엑기스제)–before after study: 알츠하이머 치매에 대해 투여 전에 비해 4주 동안 투여 후, 인지기능(HDS–R)이 유의하게 개선됨(日東医誌. 2013).

(2) 한국(탕제)–case report: 76세 심인성 구토 여성 환자에 대해 5일 동안 반하백출천마탕가감, 이후 13일 동안 향사육군자탕가감 투여 후, 구토·오심, 식욕부진, 두통, 어지럼증, 흉부 불편감, 불면증 등이 개선됨(동의생리병리학회지. 2001).

(3) 한국(탕제)–case report: 24세 섭식장애 여성 환자에 대해 2주간 반하백출천마탕가감 투여와 침치료 시행 후, 체중과 근육량, BMI가 약간 상승하고 체지방량은 약간 감소하였으며, 구토 관련 문항(Eating Attitude Test–26) 점수가 개선됨(한방비만학회지. 2015).

(4) 한국(탕제)–case series: 3명의 기능성 소화불량 환자에 대해 7~16일 동안 반하백출천마탕 투여와 침치료 시행 후, 위장관 증상(GSRS) 점수가 개선됨(대한한방내과학회지. 2002).

우울 등

First choice

가미귀비탕 복용으로 속이 불편함

이것 하나만!

한약은 옛날의 오래된 지혜로, 현대의 진단기준을 따를 필요가 없습니다. 모던 한방에서는 병명으로부터 자동으로 처방을 결정하는데, 그 병명인 OO은 모두 'OO 류'로 바꾸면 OK. 옛날의 지혜를 현대에 응용하고 있기 때문에, 유사한 호소에 유효한 경우가 많다는 것을 경험적 측면으로 이해하고 사용하는 것이 성공의 비결입니다.

한국 한의사를 위한 역자의 한마디!

보중익기탕

귀비탕과 가미귀비탕 모두 보험한약 56종에 포함되어 있지 않습니다. 하지만 우울에 대한 삼기제 보험한약으로 보중익기탕을 고려해볼 수 있겠습니다. 특히 소화기계 기능저하 증상, 피로와 함께 나타난 우울 증상에 사용될 수 있습니다.

관련 전임상근거: 항불안, 항스트레스, 항우울, 진통, 진정, 신경세포 보호, 위보호, 장 운동성 개선, 만성피로 회복, 운동피로 회복, 해열

가미귀비탕

조선인삼과 황기를 함유한 삼기제인 귀비탕에 시호와 산치자가 추가된 한약. 마음의 병에 효과적인 원지가 함유되어 있습니다.

귀비탕

가미귀비탕을 복용하면 속이 더부룩하다고 호소하는 사람이 있습니다. 그런 때에 저의 경험으로는 거의 모든 경우에서 귀비탕 복용이 가능했습니다.

이것 하나만!

가미귀비탕은 조선인삼과 황기를 함유한 삼기제 중 하나. 보험적용 한방 엑기스제에 삼기제는 10가지 종류가 있는데, 첫 번째가 보중익기탕, 두 번째가 십전대보탕, 세 번째가 인삼양영탕, 그리고 가미귀비탕과 귀비탕. 나머지 5개는 대방풍탕, 반하백출천마탕, 청심연자음, 청서익기탕, 당귀탕입니다. 마음의 병에는 가미귀비탕이 빈용됩니다.

임상근거

(1) 일본(엑기스제)–RCT: 만성적인 피로나 식욕소실을 호소하는 노인에 대해 12주 동안 투여 후, 플라세보에 비해 삶의 질(SF–36)과 기분상태(POMS), 그리고 면역 상태(말초 림프구)가 유의하게 개선됨(Phytomedicine. 2005).

(2) 중국(탕제)–RCT: 노인 우울증에 대해 8주 동안 citalopram과 병용 후, 병용치료의 유효율(94.44%)이 citalopram의 유효율(75.00%)에 비해 유의하게 더 높았음(中国社区医師. 2016).

(3) 중국(탕제)–before after study: 불면증에 대해 투여 전에 비해 2주 동안 투여 후, 불면증(ISI)이 유의하게 개선됨(广州中医藥大学 학위논문. 2016).

칼럼 : 건강과 의료의 플랫폼이 되자

저는 옥스퍼드 대학 박사과정에 5년 동안 유학하고, 1998년에 귀국했습니다. 이식면역학 실험실은 순조롭게 시작되었지만, 임상에서는 꾸준히 할 일이 없었습니다. 그래서 당시에는 아무도 하지 않았던 세컨드 오피니언(second opinion)[1] 외래를 보험적용으로 시작했습니다. 이것이 한방에 관심을 가지게 된 계기입니다. 많은 환자분들이 일본 전역에서 모였습니다. 대다수는 올바른 치료를 받고 있었지만, 환자분은 만족하지 않았습니다. 그런 때에 일본 의사는 보험적용으로 서양의학의 보완의료격인 한약을 처방할 수 있다는 것을 깨닫게 되었습니다. 또 보완의료로서 보험이 적용되는 것은 한약뿐이었습니다. 그래서 의도치 않게 한약을 공부하기 시작했고, 제 자신에게도 써보고 가족에게도 써봤으며, 유효성을 확인하면서 더욱 공부에 집중하게 되었습니다. 운이 좋게도 마쓰다 구니오(松田邦夫) 선생님에게 직접 가르침을 받는 기회가 10년 이상 되었습니다. 그런 마쓰다 구니오 선생님께서 가르쳐주신 지혜를 간단하게, 그리고 서양의가 사용하기 쉽게 쓴 것이 《플로차트 한약》입니다. 마쓰다 구니오 선생님의 지혜가 바탕이 되었기 때문에, 틀린 말은 없을 것입니다. 모던 한방이라고 이름 붙여 계몽·보급에 노력해왔습니다. 다른 사람이 하고 있지 않은 것을 시작하는 것이 제 삶의 보람인 것 같습니다. 앞으로도 새로운 영역에서 의료에 관련된 일을 하고 싶습니다. 그런 제 자신을 최근에는 '건강과 의료의 플랫폼'이라고 칭하며 활동하고 있습니다.

—니미(新見)

1) second opinion: 의사 진단에 납득이 가지 않는 점에 대하여 환자가 다른 의사의 의견을 묻는 일.

당귀작약산

여성의 호소, 생리, 임신, 출산을 키워드로 처방합니다. 임신, 출산 후 우울 증상에도 유의한 효과가 있습니다.

이것 하나만!

당귀작약산은 오래된 혈의 울체(한방적으로는 어혈이라고 함)를 해소하는 약입니다. 마음의 병과 어혈은 별로 상관이 없지만, 여성의 호소라고 하는 키워드로 처방하여, 왠지 마음의 병도 편해졌다고 하는 경우도 적지 않습니다. 당귀작약산은 가냘픈 사람들(허증)을 위한 약으로, 단단해 보이는 타입(실증)에는 계지복령환을 사용한다고 이야기합니다.

한국 한의사를 위한 역자의 한마디!

요가과 여성 건강

전세계적으로 보완통합의학에 대한 인기가 늘어남에 따라 명상이나 요가, 태극권과 같은 심신요법의 임상적 근거가 축적되었고, 임상에서도 그 활용이 점점 늘어나고 있습니다. 특히 우리나라에서도 여성들에게 많은 인기를 누리고 있는 요가는 영국에서 국민건강보험(NHS)에 진입하고 있을 정도로, 건강개선과 질병치유에 대한 활용 폭이 넓습니다. 이에 한의 임상 현장에서도 환자분들의 적절한 생활습관 교정과 함께 심신의 건강 개선을 목적으로 요가를 추천할 수 있습니다. 2012년에 Evid Based Complement Alternat Med지에는 "Yoga as a Therapeutic Intervention"라는 이름의 특별호가 출판되었습니다. 이 특별호에 출판된 연구들에 따르면, 요가는 임신한 여성에서 임신, 분만, 출산결과를 개선시키고, 갱년기 여성의 심리적 증상에 대한 개선효과(단기간)를 보이며, 고통 수준이 높은 여성에서 고통과 심리적·신체적 결과를 개선시키는 등, 넓은 스펙트럼에서 여성의 건강을 위해 그 활용이 고려될 수 있겠습니다(Evid Based Complement Alternat Med. 2012).

칼럼 : 치매 프로젝트

건강한 어머니셨습니다. 90세까지는 정말 건강하셔서 100세까지도 잘 사실 것이라고 가족들 모두가 생각하고 있었습니다. 그런데 90세부터 치매가 진행되었습니다. 마지막에는 저를 알아보지 못하게 되셨습니다. 다행히 아내와 딸은 어떻게든 이해해주었습니다. 그런 치매의 진행을 막는 방법을 모색하고 있습니다. 치매의 진행을 막는 것은 대화를 나누는 것이 상당히 효과적이라고 생각합니다. 무엇보다 중요한 것은 아웃풋(output)입니다. 어머니는 독서를 좋아했습니다. 독서는 인풋(input)이므로, 인지기능이 떨어지기 전에는 유효한 예방책이지만, 인지기능이 떨어지기 시작하면 독서가 불가능합니다. 물론 가족과의 대화가 최선의 아웃풋이지만, 가족도 어머니만 돌보고 있을 수는 없었습니다. 그런 상황에서 어떻게든 해소하기 위한 수단 중 하나로, 영어를 일대일로 배우는 프로젝트를 시작했습니다. 이것은 영어 회화 실력향상 등을 목표로 한 것은 아닙니다. 영어를 도구로 하여, 매일 일대일로 30분 대화라는 아웃풋을 즐기게 됩니다. 흔히 일대일 30분 영어 수업은 상당히 고액일 거라고 생각합니다. 그런데 세부(Cebu)의 영어학원과 인터넷으로 연결하면 정말 저렴하여 좋습니다. 그 창업자가 사회공헌을 위한 목적으로 학원을 세웠고 사익 없이 협력한다고 하여, 매월 단 1만엔으로 수강이 가능합니다. 월요일부터 금요일까지 매일 아침 30분의 치매 방지를 위한 영어회화 프로젝트입니다. 이처럼 의료만으로는 해결할 수 없는 것과 기업가를 연결시키는 매칭을 시작했습니다. 이것이 '건강과 의료의 플랫폼'의 첫 번째 작업입니다.

—니미(新見)

팔미지황환

육미환에 계피와 부자를 더하면 팔미지황환. 여기에 우슬과 차전자를 더하면 우차신기환이 됩니다. 노인에게는 따뜻하게 하는 생약인 부자가 선호됩니다. 노인의 여러 가지 호소에!

이것 하나만!

부자를 함유하고 있는 한약으로는 팔미지황환, 우차신기환, 진무탕, 계지가출부탕, 대방풍탕 등이 있는데, 노인에게 적합한 처방들이 많습니다. 또 부자는 생약 단독으로 증량할 수도 있습니다. 1.5g/일에서 4주마다 증량하면 효과적입니다. 부작용으로는 발한, 메슥거림, 두근거림, 혀가 저림 등이 있습니다. 부자를 증량할 수 있을 정도로 실력이 늘게 되면, 한방의 처방이 즐거워집니다.

한국 한의사를 위한 역자의 한마디!

기공요법/태극권과 노인 건강

앞서 여성 건강을 위해 추천할 수 있는 심신요법으로 요가를 꼽았다면, 노인의 건강을 위해서는 태극권이나 기공요법이 임상에서 추천될 수 있겠습니다(넓은 의미의 기공요법에 태극권이 한 형태로 포함됩니다). 연구들에 따르면, 기공요법은 노인에서 신체적 기능, 균형을 개선시키고, 불안과 우울을 감소시킬 수 있는 것으로 알려졌습니다(Am J Chin Med. 2019). 특히 태극권은 노인에서 치명적인 결과로 이어질 수 있는 낙상(fall)을 유의하게 예방하고, 균형감각을 개선시키며(BMJ Open. 2017), 이 외에도 전반적 건강, 심리적 안녕, 고혈압, 인지기능, 우울 등의 개선에 유망한 결과를 보이고 있습니다(Syst Rev. 2016).

요즘에는 치매 예방을 위한 기공요법/태극권의 활용에 대한 관심이 많은데, 현실적으로 임상에서는 환자분들에게 이런 심신운동을 직접 지도하기 어렵습니다. 대신 중앙치매센터와 보건복지부에서 제작한 치매예방운동법을 환자분들에게 소개시켜드릴 수 있겠습니다. 이 치매예방운동법에는 기 만들기, 기 펼치기, 온몸 가다듬기 등 기공요법 요소가 포함되며, 20분 남짓의 치매예방 운동 영상을 인터넷으로 보고 따라할 수 있습니다(유튜브에서 '치매예방운동법 [중앙치매센터, 보건복지부]'라는 제목의 영상을 검색해서 환자분께 소개해주시거나, https://youtu.be/BX4NhDzc9Ec 링크로 들어가보세요).

First choice

빈번한 하품

이것 하나만!

마쓰다 구니오(松田邦夫) 선생님은 아이들에게는 오령산과 소건중탕으로 거의 충분하다고 말했습니다. 저는 딸의 발열을 거의 마황탕으로 치료했고, 딸이 유치원부터 중학교까지 발열로 등교를 하지 못한 날은 이틀뿐입니다. 저는 아이들에게는 마황탕을 포함한 이 3가지 처방이 충분하다고 생각합니다. 마황탕은 발열 시에, 소건중탕은 왠지 모르게 기운이 없거나 복통이 있을 때, 그 외에는 모두 오령산으로 대응합니다.

한국 한의사를 위한 역자의 한마디!

한국 청소년들의 우울과 등교거부

우리나라는 안타깝게도 전 세계적으로 학생들의 행복수준이 최하위권입니다. 특히 중·고등학교 이상의 학생인 등교거부에서는 학생이 가지고 있는 우울 수준과 원인이 조사되어야 합니다. 최근 한국 청소년 1991명을 대상으로 한 조사에 따르면, 이 학생들 중 271명(13.6%)이 최근 1년 이내에 유의한 우울(일상적인 기능을 방해하는 2주 이상의 슬픔이나 절망감)을 느꼈다고 보고했습니다. 그리고 우울을 경험하는 청소년들은 등교거부를 자주 생각하는 청소년에서 높은 비율로 나타났습니다(PLoS One, 2019). 이러한 등교거부의 원인은 환아의 개인적인 특

소건중탕

계지탕은 계피, 작약, 감초, 대조, 생강으로 구성되며, 여기에서 작약을 증량한 것이 계지가작약탕입니다. 계피가작약탕에 교이를 더하면 소건중탕이 됩니다.

감맥대조탕

감맥대조탕의 구성 생약은 감초, 대조, 소맥입니다. 이들은 모두 음식물이기도 한 생약입니다.

이것 하나만!

제 외래에서는 등교거부 아이들에게 모두 소건중탕을 줍니다. 복진을 하면 높은 빈도로 복직근이 굳어 있고 막대기(棒)처럼 만져지기 때문에 '이본봉(二本棒)'이라고도 합니다. 모던 한방에서는 처방 선택에 복진이 필요하지는 않지만, 상관관계의 지혜라고 생각해 복진을 하면 꽤 재미있고, 등교거부가 해소되면 이본봉도 소실됩니다. 정말 신기한데, 모두 환자분들이 가르쳐주는 것입니다.

성이 영향을 미칠 수 있지만, 이 외에도 교우관계나 가정 환경, 학교 등의 사회적 요인도 등교거부에 영향을 미칠 수 있습니다. 따라서 임상에서는 환아의 등교거부에 미칠 수 있는 다양한 요인이 조사되어야 하며, 학생뿐 아니라 부모님, 그리고 가능하다면 담임 선생님과 대화를 나누는 것이 정확한 원인 파악과 해결방안 모색에 도움이 될 수 있습니다. 동시에 환아가 가지고 있는 신체적 불편감이나 우울 증상도 개선을 해주어야 하는 것이 임상의의 몫이라고 할 수 있겠습니다.

칼럼 : 등교거부 프로젝트

건강과 의료의 플랫폼으로서 다음 프로젝트는 등교거부 아동에 대한 대처입니다. 저는 외래에서 자주 죽는 이야기를 합니다. "깨끗하게 떠납시다. (하지만) 그때까지는 힘껏 살아갑시다. 응원하겠습니다"라는 대화를 하고 있는 것입니다. 어머니가 돌아가신 다음은 제 차례니까, 라며 이야기를 덧붙이면, 죽음에 대해 이야기해도 웃게 되고, 즐거운 미래 지향적인 대화가 될 것입니다. 그렇지만 "선생님, 저 못 죽어요. 장애가 있는 아이가 있어서"라고 말하는 사람이 적지 않습니다. 장애를 가지고 있는 아동의 부모는 생각보다 많습니다. 우선 자기 스스로 살아갈 수 없는 사람은 사회가 확실하게 서포트를 해야 합니다. 이를 위해 사회보장시스템이 있습니다. 다른 한편으로, 등교거부 아이들을 어떻게든 도와주고 싶습니다. 지금까지 대부분의 전략은 등교거부 아이들을 학교에 보내는 것이 목적입니다. 하지만 이렇게 컴퓨터가 발전해 인터넷 사회가 되어, 장래에는 인공지능(AI)도 등장하는 시대가 될 것입니다. 차라리 생각을 바꿔서 사람을 만나지 않고도 살아갈 수 있는 직능을 갖추게 하는 시스템을 만들면 좋겠다고 생각합니다. 일률적으로 등교거부 아동 또는 장애가 있는 사람이라고 말은 하지만, 사람마다 다릅니다. 그러므로 저마다의 능력을 한껏 끌어내고, 그리고 부모가 먼저 하늘나라에 가더라도 살아갈 능력을 키우는 방법을 찾고 있는 것입니다. 이렇게 의료만으로는 해결할 수 없는 것과 기업가의 지혜를 매칭시키고 싶습니다.

—니미(新見)

시호계지탕

소시호탕에 계지탕을 더한 한약. 전탕액에서는 공통되는 생약의 용량을 더 많은 쪽으로 맞추지만, 엑기스제에서는 덧셈으로 합니다. 이 2가지 처방 중 대조, 생강, 감초가 중복됩니다.

이것 하나만!

시호는 복잡한 상태(소양병기)에 사용하는 생약입니다. 소양병기의 대표적 한약이 소시호탕이고, 여기에 마른 사람의 감기약 중 첫 번째인 계지탕으로, 이것들을 합친 것이 시호계지탕입니다. 어쨌든, 잘 알 수 없는 경과의 장기간 호소에 시호계지탕을 처방합니다. 그리고 시간을 벌어서 4주 후 다음 외래 방문까지 다른 가능성을 탐구합니다.

한국 한의사를 위한 역자의 한마디!

시호계지탕

시호계지탕은 소양병기에 사용하는 한약입니다. 《상한론》에서의 사기(邪氣)를 psychological stress로 치환한다면, 이 소양병기는 심리적 갈등이 표면화된 상황으로 해석될 수 있습니다. 사건이 발생한 후, 해결, 수용 또는 포기하지 못하면서 보이는 갈등 상황에 시호지제를 고려합니다.

관련 전임상근거: 항-경련, 항-발작, 진통, 스트레스에 대한 위점막 보호, 항우울

임상근거

(1) 일본(엑기스제)-CCT: 갱년기장애에 대해 투여 전에 비해 3개월 동안 투여 후, 우울(SRQ-D), 갱년기 증상(Kupperman Index)이 유의하게 개선되었으나, 호르몬대체요법에 비해서는 그 효과가 유의하게 더 적었음. 시호계지탕은 홍분, 동계, 어깨결림, 불면에 특히 효과적. 호르몬대체요법은 상열감, 발한에 특히 효과적(日本東洋医学会誌. 2016).

(2) 중국(과립제)-RCT: 만성피로증후군에 대해 28일 동안 투여 후, 플라세보에 비해 피로 증상(FS-14)이 유의하게 개선되고, 피로감, 위약감, 저열, 불면 등의 증상(TCM Syndrome Scale)이 개선됨(河南中医. 2019).

(3) 중국(탕제)-RCT: 우울증에 대해 6주 동안 venlafaxine과 병용 후, 병용치료군에서 우울(HAMD)이 venlafaxine군에 비해 유의하게 더 낮았음(中西医結合心脳血管病雜志. 2019).

칼럼 : 우울증 프로젝트

저는 노동위생(labor hygiene) 상담 자격을 가지고 있으며, 대학동창이 운영하는 재활클리닉의 산업의로도 일하고 있습니다. 또한 다양한 기업에서 산업의로서의 상담도 하고 있습니다. 그런 상담에는 우울증에 관한 것이 상당히 많습니다. 기업 입장에서도 우울증은 곤란합니다. 한직으로 돌려 퇴직을 은근히 권하는 기업도 있습니다. 노동조합과의 알력도 발생합니다. 본인은 건강해지고 싶은데, 우울증이라는 병명에 부담을 느끼게 됩니다.

일대일 영어회화를 통한 치매 방지 프로그램을 만들기 위해 필리핀의 세부로 갔었습니다. 그 학교에는 대학을 졸업한 선생님들이 1,200명도 넘게 상근하고 있었습니다. 그 학교는 창립 10년이 되었습니다. 그런데 놀랍게도 지금까지 한 명도 우울증이 없었다는 것을 알게 되었습니다. 그리고 그 1,200명의 가족을 조사했는데, 그중에서도 우울증은 없었습니다. 필리핀의 기후와 풍토도 괜찮다고 생각합니다. 또한, 우울증을 앓고 스스로 회사를 그만둔 뒤, 세부에 영어회화를 위한 장기 코스에 와서 좋은 결과를 얻은 친구도 있었습니다. 그래서 우울증에 걸려 힘들어하기 시작한 사람들에게 기업과 본인이 절반씩 비용을 부담하도록 하여, 어학연수라는 명목으로 세부에 수개월 보내는 프로젝트를 기획하고 있습니다. 기업측에서도 유능한 인재에게 아무것도 못하고 있는 것보다 훨씬 생산적입니다. 스스로도 우울증으로 인한 휴직보다는 장기어학연수를 위한 휴직이 더 멋지지 않겠습니까? 이렇듯 사회에 도움이 되는 프로젝트를 건강과 의료의 플랫폼에서는 많이 생각하고 있습니다.

—니미(新見)

플로차트 멘탈

후쿠코리 노리오

환각·망상상태

조현병

치매

이것 하나만!

원칙적으로 환각·망상은 한약이 아니라 항정신병약을 사용합니다. 조현병은 병태가 심각한 상태이기 때문에, 적절한 약물로 치료해야 합니다. 최근에는 부작용이 적어 환자에게 부담을 덜어주는 약물들이 등장하고 있습니다. 하지만 미성년에서 나타나는 가벼운 환각·망상상태는 스트레스의 결과로, 감정에 좌우되는 경우가 많기 때문에, 이를 안정시키기 위한 목적으로 한약을 사용할 여지가 있습니다.

한국 한의사를 위한 역자의 한마디!

황련해독탕

저자들은 조현병 치료에서 황련해독탕을 고려하고 있지 않지만, 항정신병약을 대체하는 것이 아닌 보완적인 역할로서 이 한약을 고려해볼 수 있습니다. 또한, 이 한약은 고지혈증 개선, 항당뇨, 항비만 등 대사성 질환 개선도 기대할 수 있어, 대사성 위험을 초래하는 항정신병약을 보완할 수 있겠습니다(참고로, 이 한약이 약물대사효소에 미치는 영향은 CYP2B6, CYP2D6 활성 억제로 알려졌습니다).

관련 전임상근거: 항불안, 수면시간 연장, 항우울, 인지기능 향상, 항-경련, 뇌신경세포 보호, 항치매, 진통, 척수손상 보호, 항파킨슨병

임상근거

(1) 일본(엑기스제)-case series: 활성기(급성 악화) 동안 4~12주 항정신병약 투여로 안정된 후, 10명의 회복기

양약
우울
불면
신경증 · 불안
발달
부작용

한약을 사용하지 않습니다.

우선 2세대 항정신병약을 투여합니다.

억간산 ★★

1일 3회, 식전에 1포씩 복용합니다.
(돈용(頓用) 추가 가능)

이것 하나만!

억간산을 구성하는 생약은 창출, 복령, 천궁, 당귀, 시호, 감초, 조구등입니다. 억간산을 구성하고 있는 생약을 고전적으로 생각해보면, 조구등과 시호는 울체된 기분에, 당귀는 빈혈·영양장애에, 천궁은 오래된 혈의 울체에, 창출과 복령은 수(水)의 불균형에 대해 사용됩니다.

조현병 환자에 대해 4주 동안 haloperidol 등 항정신병약과 병용 후, 정신과적 증상(BPRS)이 유의하게 개선됨. 특히 죄책감, 우울한 기분, 의심, 흥분에서의 개선이 유의했음(日本東洋医学雑誌. 1997).

(2) 일본(엑기스제)–RCT: 조현병 또는 기타 정신병적 장애에 대해 4주 동안 haloperidol과 병용 후, 병용치료군에서 사고장애(분열된 사고, 과대망상, 환각, 사고내용 이상)에서 haloperidol군에 비해 개선을 보임(p=0.06). 또한, 수면제(nitrazepam)의 복용 횟수도 병용치료군에서 더 낮았음(p=0.06)(日本東洋医学雑誌. 1997).

(3) 중국(탕제)–RCT: 불면증을 호소하며, haloperidol로 치료를 받고 있는 조현병에 대해 4주 동안 투여 후, 투여하지 않은 대조군에 비해 haloperidol 복용량과 정신증상 점수(BPRS)에서는 유의한 차이가 없었으나, 1시간 동안 입면하지 못한 경우에 복용하기로 한 nitrazepam의 복용량이 황련해독탕군(1.9±2.5회)에서 대조군(7.7±8.2회)에 비해 더 낮았음(国外医学(中医中薬分冊). 1997).

조증상태

양극성장애

치매

이것 하나만!

행동제한이나 입원을 필요로 하는 조증 삽화(episode)가 있다면 진정작용이 강한 기분안정제 또는 비정형 항정신병약을 사용할 필요가 있습니다. 이것도 조현병과 동일하게, 병태가 엄중하기 때문에 한방에서 다룰 수 있는 범위를 훨씬 웃돌고 있다고 생각합니다. 빨리 입원시설이 있는 정신과 전문의에게 의뢰하도록 합시다.

한국 한의사를 위한 역자의 한마디!

양극성장애와 일차의료

저자들의 설명처럼 양극성장애는 기본적으로 일차의료기관 또는 한의 의료기관에서 진단과 치료를 개시하는 것이 바람직하지는 않습니다. 하지만 어떤 경우 양극성장애를 의심해서 환자를 전문화된 의료기관에 의뢰해야 하는지 알아두는 것은 필요합니다. 양극성장애에 대한 NICE 가이드라인에서는 환자에서 양극성장애를 의심하는 단서를 다음과 같이 설명합니다.

양약
우울
불면
신경증 · 불안
발달
부작용

한약을 사용하지 않습니다.

2세대 항정신병약을 중심으로 하면서 기분안정제를 추가합니다.

억간산 ★★

1일 3회, 식전에 1포씩 복용합니다.

(돈용(頓用) 추가 가능)

이것 하나만!

억간산은 진정작용에 의해 넘어지는 부작용이 없는 약제입니다. 치매의 BPSD에 강한 진정제를 사용하는 경우가 있는데, 부작용으로 인한 넘어짐 → 대퇴골두 골절 → 와병 생활 → 흡인성 폐렴으로 사망하는 패턴을 흔히 볼 수 있습니다. 노년기에 진정제를 사용하는 경우는 주의가 필요한데, 그 점에 대해서 한약이라면 안심입니다.

"성인이 우울로 일차의료기관에 내원한 경우, 이전에 과잉 행동증상 또는 탈억제 행동을 보이는 기간이 있었는지 질문하십시오. 만약 과잉 행동증상이나 탈억제 행동이 4일 이상 지속된 적이 있을 경우, 전문적인 정신건강 평가를 위해 의뢰를 고려하십시오. 일차의료에서 양극성장애를 확인하기 위한 목적의 설문지를 사용하지 마십시오"(NICE guideline CG185).

칼럼 : 메타분석

최근 메타분석이 유행하고 있습니다. 무작위 대조군 임상시험(RCT)의 메타분석은 근거에 기반한 의료에 있어서, 가장 질이 높은 근거로 여겨지고 있습니다. 과거의 시행된 임상시험 결과를 통합하고, 이용 가능한 치료법들의 유효성과 안전성을 체계적으로 비교하기 위한 새로운 근거 통합 방법론입니다. 근거에는 hierarchy가 존재하며, 이 메타분석이 가장 강한 근거가 됩니다. 직접비교를 시행한 임상시험이 1건도 없더라도 간접비교의 근거를 통해 네트워크상의 기타 모든 치료와 유효성을 비교할 수 있는 통계방법을 네트워크 메타분석이라고 부릅니다.

하지만 임상적으로 실정에 맞지 않는다는 반론도 자주 듣습니다. 유의한 차이가 있는 연구만이 출판되었을 가능성이 있거나, 개개의 연구에서 질이나 연구목적 프로토콜이 다름에도 같은 무게로 해석하고 있는 것이 문제입니다. 게다가 개개의 연구에서는 좋은 결과가 나오지 않는데, 통합하면 유의한 차이가 나타나기도 한다는 측면도 있습니다. 임상적으로 실감할 수 있는 차이라면 개개의 연구에서도 그 결과가 나올 것입니다. 메타분석에서 간신히 차이가 나는 소견이 임상적으로 도움이 되는 결과라고는 말할 수 없습니다. 게다가 RCT는 포함기준이 엄격하게 행해지는데, 이는 임상에서 만나는 환자 전체의 극히 일부 대상군의 결과이므로, 이 결과를 수집한다고 하더라도 메타분석이 환자 전체에 통용된다고 생각하는 것은 위험합니다. 메타분석 결과가 아무리 뛰어나도 임상가에서 받아들여지지 않는다면 소용 없는 것입니다.

—후루코리(古郡)

칼럼 : 전문가·컨센서스

오래전부터 전문가 합의에 따른 '매뉴얼'은 다수 있었지만, 1990년대 이후 EBM의 보급에 따라 최신 임상연구에 근거를 둔 가이드라인이 국내외로 증가하고 있습니다. 진료 가이드라인이란, 진료상의 중요도가 높은 의료행위에 대하여 근거의 체계적 검토와 그 총체적 평가, 이득과 위해 간의 균형 등을 고려하여 환자와 의사의 의사결정을 지원하기 위해 최적이라고 생각되는 권고를 제시하는 문서를 의미합니다. 먼저 임상에서 중요한 과제를 다루는 임상질문(clinical question, CQ)을 설정하고, 그것에 대해 모든 언어로 발표된 논문들을 체계적으로 조사합니다. 1개의 CQ에 대해서 5~8개의 검색어를 조합하여 Medline 등의 검색엔진을 이용한 검색을 실시합니다. 근거수준이 높은 논문을 일정한 규칙에 따라 스크리닝하여, 초록을 검토하고 이후 전문(full-text)을 검토하여 일정한 견해를 작성합니다. 이때 수많은 노력이 듭니다. 1개의 CQ당 수천 개의 초록을 검토해야 하며, 논문을 5~8회 정독하여 1개의 CQ에 대한 답을 이끌어냅니다. 이때 이득과 위해의 균형에 대한 고려가 중요하며, 환자의 가치·선호에 대한 고려도 필요합니다. 결과적으로 '권고할 수 있는 근거가 명확하지 않았다'는 결론밖에 얻을 수 없는 경우도 있습니다.

개인적인 견해인데, 한방에서는 '매뉴얼'의 영역조차 나오지 않는 것 같습니다. 앞으로는 다양한 각도에서 성과를 내고 일본의료기능평가기구(Japan Council for Quality Health Care)의 인정을 받은 진료 가이드라인이 마련되면 좋겠습니다.

—후루코리(古郡)

중증 우울상태

우울한 기분

미소망상(微小妄想)

자살생각

이것 하나만!

중증 우울증은 자살과 밀접한 관계를 가지고 있습니다. 강한 자살생각이 있는 경우가 많아, 즉효성이 없는 경우가 많은 한약은 사용하지 않습니다. 뚜렷한 자살생각이 있는 경우, 입원시설이 있는 정신과 전문의에게 의뢰해야 합니다. 한편 중증 우울증 환자는 병식이 없는 경우도 많아 정신과 진료를 거부하기도 합니다. 이런 경우에는 가족들의 협조를 얻읍시다.

한국 한의사를 위한 역자의 한마디!

한의원, 그리고 자살

다들 아는 것처럼, 우리나라는 자살률이 높은 편입니다. 보건복지부 연구용역사업으로 2018년 자살 실태를 조사한 자료를 보면, 일반 인구 5명 중 1명꼴로 지금까지 살아오면서 죽고 싶다는 생각을 한 적이 있고, 이러한 사람들 4명 중 1명 꼴로 구체적 생각이나 계획이 있으며, 이러한 사람들 3명 중 1명 꼴로 실제 자살 시도를 하는 것으로 나타났습니다. 그리고 일차의료기관에서 자살위험 환자와의 접촉은 매우 높은 편인데, 여러 연구들에 따르면 자살로 사망한 사람들 대부분이 자살 1년 이내에, 그리고 절반이 자살 1개월 이내에 일차의료기관에 내원하는 것으로 분석되고 있습니다. 따라서 일차의료기관에서도 내원한 환자의 자살위험을 선별하고 평가하며 관

항우울제

항우울제를 충분한 용량으로 충분한 기간 동안 사용합니다.

항정신병약

항우울제와 항정신병약의 병용이 가장 우수합니다.

전기경련요법(electroconvulsive therapy)

정신과 치료 중 가장 효과가 있는 방법입니다. 입원하여 시행합니다.

이것 하나만!

항우울제는 플라세보와 치료효과가 유사합니다. 다시 말해, 우울증 환자에서는 플라세보 반응이 생기기 쉽다는 것입니다. 한약으로 우울이 호전될 때에도 플라세보 효과의 영향을 받았을 가능성이 있습니다. 하지만 어떤 메커니즘이든 환자가 좋아지는 것에는 변함이 없습니다. 어떤 식으로 플라세보 반응을 일으키는가는 의사의 솜씨라고도 할 수 있습니다.

리하고 의뢰체계를 갖추어야 하는 것이 중요하다고 할 수 있습니다. 특히, 연구에 따르면 일차의료기관에 내원하는 자살위험 환자 중 노인과 여성이 상대적으로 더 높은 방문을 보이고, 노인의 자살 위험은 신체질환과 관련되어 있다는 것을 감안할 때, 한의사로서 한의 의료기관에 근무하면서 자살 위험환자를 만날 가능성이 매우 높다고 할 수 있습니다. 비록 2016년에 개발된 우울증 한의임상진료지침에서 일차 진료의를 위한 우울증/자살 선별검사도구로 PHQ-2와 한국형 자살위험 스크리닝 도구를 제시하고 있지만, 아직까지 범한의계 차원에서 자살 예방 시스템 교육, 보급, 구축은 미진해 보입니다. 즉, 한의 의료기관에서의 자살 예방 시스템 확립을 위한 학회와 협회 차원의 노력이 시급하다고 할 수 있습니다.

칼럼 : 항정신병약 사용법

조현병 치료의 기본은 약물치료입니다. 뇌의 신경전달물질 기능이상으로 인해 다양한 증상이 나타나므로, 신경전달물질을 조절하는 약물이 필요합니다. 조현병에서는 뇌에서 많은 양의 도파민이 방출되어 환각·망상이 나타나기 때문에, 뇌 내에서 도파민 신경 차단작용을 하는 약이 치료에 사용됩니다.

급성기라 하더라도 항정신병약을 여러 종류 병용하지 말고, 가급적이면 한 가지 약물을 사용하며, 용량에 있어서도 효과가 충분하되 부작용은 가급적 없는 용량으로 조정합니다. 종합적으로 2세대 항정신병약이 제1선택입니다. 평가는 2~3주 후에 실시합니다. 효과가 없다면 다른 항정신병약으로 변경합니다. 그래도 효과가 없을 경우, 클로자핀(clozapine)으로 변경합니다. 항정신병약을 특히 대량으로 장기간 사용하면, 지연성 운동장애(tardive dyskinesia) 등의 부작용 문제가 발생하는 것 외에도 강한 약을 계속해서 복용함으로써 환자의 활동성이나 사회성, 인지기능이 크게 떨어지는 문제도 있습니다.

회복기가 되면 증상이 다시 나타나는 것을 예방하는 치료를 하게 됩니다. 약물치료를 하지 않으면 1년 이내에 재발률이 65~80%에 이르는 것으로 알려졌으며, 약물을 사용한 유지요법을 실시하면 재발률을 25% 이하로 억제할 수 있습니다. 이 시기에는 얼마나 복약을 지속할 수 있을지가 문제가 됩니다. 그러므로 불쾌한 부작용을 억제함과 동시에 당뇨병과 같은 신체 합병증을 관리하는 것이 중요합니다. 최근에는 양극성장애, 소아의 자폐 스펙트럼 장애, 치료저항성 우울증에도 사용됩니다.

—후루코리(古郡)

칼럼 : 항간질제 사용법

어떤 질환에서도 마찬가지입니다만, 먼저 '간질'이라는 진단을 내립니다. 이때 문진이나 진찰, 뇌파검사를 참고하면서 종합적으로 진단을 내립니다. 간질로 오진을 내린 경우 환자가 받는 부담이 크므로, 뇌파 판독에 신중하지 않으면 안 됩니다. 첫 발작만으로 투약을 개시하지 않습니다. 단, 뇌파에서 극서파복합(spike and wave complex) 등 뚜렷하게 간질로 인한 소견이 있으면 첫 발작이라도 재발 가능성이 크기 때문에, 사회적인 상황도 고려하고 잘 설명해서 치료를 개시합니다. 한편, 뇌파가 정상이라도 간질로 생각되는 발작이 여러 번 있다면 치료합니다. 그다음에 발작의 형태를 정합니다. 그것이 부분발작(partial seizure)인지 전신발작(generalized seizure)인지 구별하는 것이 매우 중요합니다. 부분발작이라면 카르바마제핀(carbamazepine)이, 전신발작이라면 발프로산(valproic acid)이 제1선택약입니다. 대부분의 발작은 이정도로도 안정됩니다. 약물요법을 통한 발작 관해율은 70~80%로 알려졌으며, 난치성 간질의 빈도는 약 30%입니다. 우선, 한 가지 약물을 사용하고, 2~3회 약을 바꾸어도 발작이 조절되지 않는 경우에 병용투여를 실시합니다. ①발작이 일어난 경우, ②약의 종류나 양을 변경하는 경우, ③부작용이 의심되는 경우에는 혈중 농도를 측정합니다. 소아기에 발생한 간질은 성인이 되면 완치되어, 항간질제가 필요 없게 되는 경우가 많은 것 같습니다. 일정 기간 발작이 없다면 약물을 줄이고, 최소 용량으로 수년간 발작이 없으면 투약을 종료합니다. 치료가 잘 되지 않을 때 생각해볼 수 있는 것은 심인성 비간질성 발작(psychogenic non-epileptic seizure)(소위 가성발작)입니다. 여러 차례의 비디오 뇌파동시기록을 통한 비간질성 확인이 감별 포인트입니다.

—후루코리(古郡)

어떤 중심증상에도

주변증상

이것 하나만!

치매 자체를 개선할 수 있는 약은 아직 없지만, 진행을 지연시키는 약물은 여러 가지가 있습니다. 한편, 치매의 주변증상에는 간호에 대한 저항, 쉽게 분노함, 폭력 행위, 불면, 배회 등이 있어 간병 부담과 직결됩니다. 이러한 주변증상에 항정신병약을 사용하면 부작용이 강하기 때문에, 한약이 도움이 되는 경우가 많습니다.

한국 한의사를 위한 역자의 한마디!

치매 예방을 위한 필요 운동량

알츠하이머병은 발병하면 병전 수준으로 회복하는 것이 매우 어렵고, 치료제가 개발되어 있지 않은 상황이기 때문에, 예방이 매우 중요한 신경퇴행성 질환입니다. 또한, 단일 병리보다는 복합적인 병리가 알츠하이머병의 발생 및 진행과 관련된 것으로 알려져 있어 약물치료에만 의존하기보다는 생활습관 개선을 포함한 복합적인 개입이 시행되어야 합니다. 그중에서 운동은 치매의 예방과 인지기능 개선에서 중요한 역할을 하는 비약물요법입니다. 그렇다면 인지기능 개선 효과를 얻기 위해서는 어느 정도의 운동량이 필요할까요? 98편의 무작위 대조군 임

양약
우울
불면
신경증 · 불안
발달
부작용

한약은 없습니다.

기억력 저하, 지남력 장애, 실어증, 실행증, 실인증 등에 효과가 있는 한약은 없습니다.

억간산 ★★★★

주변증상에 가장 많이 사용됩니다. 주변증상에 대한 자세한 내용은 후술합니다.

이것 하나만!

억간산은 세로토닌 신경계의 균형을 회복시킴으로써 불안이나 우울 증상, 공격적 행동을 경감시키고, 글루탐산 신경계의 과활성을 방지함으로써 신경세포를 보호하여, 흥분이나 불온 등을 완화시키는 것으로 생각됩니다. 특히 환각, 흥분, 공격성, 과민성(자극에 대해서 과민하게 반응함)과 같은 흥분성 주변증상의 개선이 인정되고 있습니다.

상시험을 종합한 체계적 문헌고찰 결과에 따르면, 노인에서 인지기능 개선 향상을 위해 필요한 최소량은 6개월 동안 52시간이라고 합니다(Neurol Clin Pract. 2018). 또한 알츠하이머병 위험이 있거나 환자의 경우, 인지기능 개선을 위해 가장 효과적인 운동은 유산소 운동으로 알려졌습니다(J Am Geriatr Soc. 2018). 치매 예방과 인지기능 개선을 위한 운동은 꾸준함이 중요합니다. 임상에서는 환자분들로 하여금 적절한 신체활동 수준을 지속적으로 유지할 수 있도록 격려하고 지도하는 것이 치매 예방을 위한 약물치료 이상으로 중요할 수 있겠습니다.

치매의 주변증상①

짜증

억간산 복용으로 속이 불편함

이것 하나만!

치매가 있는 사람들에서는 기억장애, 지남력 장애, 실인증, 실행증 등의 중심증상 외에, 주변증상(BPSD)으로 환각, 망상, 섬망, 흥분, 공격적 언동, 배회 등의 다양한 정신증상과 행동장애가 발견됩니다. 억간산은 노인 치매 환자의 짜증, 흥분 등의 증상에 유효한 것으로 보고되어 있습니다.

한국 한의사를 위한 역자의 한마디!

황련해독탕

치매의 주변증상(BPSD)에 대해 잘 알려진 억간산과 억간산가진피반하는 보험한약 56종 안에 포함되지 않습니다. 대신 보험한약 중에 황련해독탕은 항치매 효과나 뇌신경세포 보호 효과 등이 전임상 근거를 통해 제시되었으며, 메타분석을 통해 노인 치매에서 인지기능에 긍정적인 영향을 미칠 가능성이 시사되기도 했습니다(江漢大学学報(自然科学版). 2017). BPSD 관리에서도 황련해독탕은 일부 임상연구의 결과나 전문가 의견을 통해 활용가능성이 제시되었습니다.

관련 전임상근거: 항불안, 수면시간 연장, 항우울, 인지기능 향상, 항-경련, 뇌신경세포 보호, 항치매, 진통, 척수손상 보호, 항파킨슨병

임상근거

(1) 일본(엑기스제)-case series: 공격성을 보이는 알츠하이머병 환자(사례1), 중증 지발성 이긴장증(tardive dystonia)으로 고통받고 있는 정신증 환자(사례2), 간헐적 폭발장애로 진단된 환자(사례3)에서 기존 약물치료에 억간

억간산 ★★★★

폭력, 배회, 섬망, 흥분 등의 신경과민 상태일 때 사용합니다.

억간산가진피반하 ★★★★

일본에서 탄생된 처방입니다.

이것 하나만!

억간산은 비교적 높은 빈도로 위 불편감을 야기할 수 있습니다. 이런 경우에는 억간산가진피반하를 사용합니다. 나아가 부작용으로, 혈압상승, 부종, 손발저림·통증, 저칼륨혈증, 호흡곤란, 발열, 발진, 갈색뇨, 오심, 설사가 나타날 수 있습니다. 저칼륨혈증은 자각증상이 거의 없기 때문에, 정기적인 채혈로 발견할 필요가 있습니다.

산을 병용했으나 개선이 부족했던 경우에, 황련해독탕을 추가함으로써 공격성을 조절하고(사례1), 지발성 이긴장증을 80% 개선했으며(사례2), 공격적 충동을 완전히 제어했음(사례3)(Neuropsychiatr Dis Treat. 2013).

기타

쓰쿠바대학 정신과 소속 Katsuyoshi Mizukami는 BPSD의 약물치료라는 그의 논문에서 BPSD에 사용할 수 있는 대표적인 한약을 3가지(억간산, 조등산, 황련해독탕) 제시하였습니다(総合病院精神医学. 2011).

(1) 억간산: 알츠하이머병, 루이소체 치매, 혈관성 치매 / 이자극성, 흥분, 우울, 불안, 환각, 망상, 수면장애에 사용 / 인지기능에 대한 영향 없음 / ADL 개선 보고 있음 / (부작용) 소화기 증상, 저칼륨혈증 / 중간증–허증

(2) 조등산: 혈관성 치매 / 움직임이 많음, 환각, 망상, 섬망, 수면장애에 사용 / 인지기능과 ADL 개선 보고 있음 / (부작용) 소화기 증상 / 허증

(3) 황련해독탕: 혈관성 치매 / 이자극성, 기분 불쾌, 우울, 불안에 사용 / 인지기능과 ADL 개선 보고 있음 / (부작용) 소화기 증상, 간 장애 / 실증

치매의 주변증상②

기력이 없음

무감동증(apathy)

식욕저하

이것 하나만!

무감동증에서는 이전까지 하고 있던 취미나 가사 등 일상적인 활동이나, 자신의 신변과 관련된 일에 관심을 보이지 않게 되며, 의욕을 상실하고, 관계 맺는 것을 피하며, 아무것도 하려고 하지 않습니다. 우울 증상과의 감별은 '우울 증상으로 인정되는 불쾌한 기분이나 자율신경증상을 동반하지 않음'으로 설명할 수 있습니다. 무감동증에 효과가 인정된 양약은 적기 때문에 한약의 역할이 높은 것 같습니다.

한국 한의사를 위한 역자의 한마디!

보중익기탕

보중익기탕은 대표적인 삼기제 보험한약으로, 소화기계 기능저하 증상, 피로와 함께 나타난 우울 증상에 사용될 수 있으며, 치매 환자에 대한 연구는 거의 없으나 일반적인 노인 환자에 준하여 피로, 소화기계 기능저하, 식욕부진 등에 적용될 수 있으리라 생각합니다. 한편, 보중익기탕을 사용하여 치매 환자의 대소변 폐색 또는 실금을 개선했다는 증례보고도 있습니다.

관련 전임상근거: 항불안, 항스트레스, 항우울, 진통, 진정, 신경세포 보호, 위보호, 장 운동성 개선, 만성피로 회복, 운동피로 회복, 해열

임상근거

(1) 중국(탕제)-case series: 대소변 폐색 또는 대소변 실금을 보이는 2명의 노인성 치매 환자에 대해 2~3일 동

보중익기탕 ★★★

식욕저하, 전신권태감, 우울경향, 감기에 걸리기 쉬운 등 왠지 모르게 약해진 증상에 사용합니다.

인삼양영탕 ★★★

체력저하와 피로권태, 식욕부진 등에 사용하지만, 무감동증과 우울은 감별이 어렵기 때문에, 우선은 인삼양영탕으로 경과를 살펴봅니다.

육군자탕 ★★★

손발이 차고, 우울한 경향에도 효과가 있습니다.

이것 하나만!

보중익기탕은 체력이 없는 허약한 사람에게 사용합니다. 체력이 왕성하고 기력이 넘치는 사람에게는 사용해도 효과를 기대할 수 없습니다. 심각한 부작용은 없지만, 이 한약에 포함되어 있는 생약인 감초를 대량으로 복용하면 가성 알도스테론증이 발생하는 경우가 있기 때문에 주의가 필요합니다. 인삼양영탕은 식욕부진, 오심, 구토가 있는 사람 등에게 사용합니다.

안 투여 후 대소변 폐색과 대소변 실금이 개선됨(遼宁中医雜志. 1989).

기타

시즈오카 시립 시미즈병원 소속 Ryuichi Sakamoto는 회복기 재활병동에서 보완요법으로 한약의 의의라는 그의 논문에서 COPD, 흡인성 폐렴 이후 식욕부진, 저영양, 체중감소에 대해 first line과 second line으로 한약을 구분하여 소개합니다(日本静脈経腸栄養学会雑誌. 2017).

(1) first line: 맥문동탕, 청폐탕, 보중익기탕

(2) second line: 육군자탕, 십전대보탕, 인삼양영탕

이 중에서 보중익기탕은 기침이나 가래는 없지만, 전신권태감, 식욕부진, 체중감소, 우울경향, 미열이 있는 경우에 유효하다고 설명되고 있습니다. 유사한 의미로 치매 환자에도 사용될 수 있을 것으로 생각됩니다.

진성 간질

심인성 비간질성 발작

이것 하나만!

간질은 매우 다양한 증상을 가지고 있기 때문에, 의식을 잃거나 경련하고 있다는 것만으로 간질 진단을 내려서는 안 됩니다. 의식이 소실되지 않는 간질도 있는 등, 감별이 어렵기 때문에 전문가의 진단이 필요합니다. 심인성 경련의 경우, 불안이 기저에 있기 때문에 한약으로 효과가 있는 경우도 많습니다.

한국 한의사를 위한 역자의 한마디!

시호계지탕

저자들은 간질에 대해 시호계지탕을 고려하고 있지 않습니다. 하지만 간질에 대해 시호제가 유효하다는 보고가 있으며 그중에서도 시호계지탕이 관심을 받고 있습니다. 이 처방은 간질 발작을 개선하기 위해 고려할 수 있는 대표적인 보험한약입니다. 저자들은 조현병, 양극성장애, 중증 우울증, 간질, 치매에 한약의 적용이 어려운 것으로 간주하고 있지만, 치료는 양방 정신과를 위주로 하되 보조적인 입장에서 한약이 활용될 여지는 있다고 생각합니다.

관련 전임상근거: 항-경련, 항-발작, 진통, 스트레스에 대한 위점막 보호, 항우울

임상근거

(1) 한국(탕제)-case series: 약물난치성 간질이 있는 54명의 소아 환자에 대해 6개월 동안 투여 후, 44.4% 이상의 환자에서 발작이 50% 이상 감소했으며, 24.1%는 발작이 소실되었음. 다른 발작 유형에 비해 부분발작의 경우에서 치료 반응이 유의하게 더 잘 나타났음(p=0.0284)(Evid Based Complement Alternat Med. 2016).

항간질제

양약이 필요합니다. 한약은 사용하지 않습니다.

억간산가진피반하 ★★★

일반적으로는 가성발작이라고 합니다. 핏대를 세우고 쉽게 화를 내며, 잠을 잘 잘 수 없는 사람에게 적합합니다.

이것 하나만!

간질은 예전부터 존재해왔던 눈에 띄는 질환으로, 오래전부터 한약 치료가 시도되어 온 것 같습니다. 하지만 양약의 항-경련 효과가 압도적이기 때문에, 먼저 양약을 사용합니다. 한약은 어디까지나 병용으로 사용합니다.

(2) 일본(탕제)–case series: 간질이 있는 433명의 환자에 대해 투여 후, 115명이 발작 소실, 79명이 발작의 현저한 개선을 보여, 총 194명(44.8%)에서 유효했음. 나머지 환자는 대부분 경제적 사정, 가족의 반대, 주치의의 반대 등의 이유로 한약치료를 중단했음. 유효한 환자 중 75.7%가 1년 이내에 개선을 보였음(日本東洋医学会誌. 1976).

(3) 일본(불명)–case series: 간질이 있는 11명의 환자에 대해 복증이나 증에 관계없이 투여 후, 뇌파와 간질증상의 개선이 관찰되었음(日本東洋医学会誌. 1968).

(4) 중국(탕제)–RCT: 부분발작 간질에 대해 24주 동안 valproate sodium과 병용 후, 병용치료군에서 인지기능(MoCA)에서 valproate sodium군에 비해 유의한 개선을 보임(中医臨床研究. 2016).

(5) 중국(탕제)–RCT: 부분발작 간질+우울증에 대해 12주 동안 lamotrigine과 병용 후, 병용치료군에서 뇌파(EEG), 우울(BDI), 삶의 질(QOLIE-31)에서 lamotrigine군에 비해 유의한 개선을 보임(湖北中医薬大学 학위논문. 2018).

칼럼 : 정신을 한방에서 볼 때의 마음가짐

정신을 한방에서 볼 때는 가장 먼저 정신병인지 정신병이 아닌지(신경증)를 구별합니다. 정신병은 환청과 망상 등 이해가 불가능한 상태입니다. 예를 들어, TV 송신탑에서 전파가 나와 자신을 조정하고 있다든가, 자신은 천왕의 자식이라고 하는 등입니다. 현실과 비현실을 구분하지 못하는 현실검토능력의 장애를 정신병 상태라고 합니다. 정신병에는 여러 장애가 있는데, 대표적인 것이 조현병과 양극성장애입니다. 이런 정신병에는 한방이 듣지 않습니다. 간질이나 치매에도 한약은 듣지 않습니다. 양약이 제1선택약입니다.

누구라도 처음 사람을 만날 때는 긴장하고 불안을 느낍니다. 사람에 따라서는 복통을 경험할 수도 있겠지요. 누구에게나 인사를 나누고 이야기를 할 수 있다면 좋겠지만, 너무도 불안해서 사람을 만날 수 없게 되는 경우도 있습니다. 또 누구라도 높은 곳에 올라가면 두려움을 느끼지만, 그렇다고 해도 지하철 계단이 무서워서 올라갈 수 없게 된다면 생활하는 데 곤란함을 느끼게 됩니다. 이런 사람들이 느끼는 불안과 공포는 대다수의 사람들도 이미 크거나 작게 느끼는 것으로 이해될 수 있습니다. 또, 이런 사람들은 스스로 평범하게 행동할 수 없다는 것을 자각하고 있습니다. 이것을 신경증이라고 말하며, 정신병은 아닙니다. 게다가 스트레스의 영향이 우리 몸에 나타나는 대표적인 질병이 바로 심신증입니다. 즉, 스트레스가 쌓였기 때문에 신체에 질환(병태)이 나타난 상태를 일컫습니다. 그 병태는 순환기계, 호흡기계, 소화기계, 신경계, 비뇨기계 등 온갖 영역에서 나타납니다. 이것도 이해가능하기 때문에, 정신병이 아닌 넓은 의미의 신경증입니다. 한약은 이 신경증과 심신증을 주된 분야로 합니다. 신경증에서는 한약이 제1선택약이라고 해도 과언이 아닙니다.

아마도 한약에는 심신증의 신체증상뿐 아니라, 그 배경에 있는 정신적 문제에도 효과를 보이는 생약이 함유되어 있다고 생각됩니다. 순수한 신체질환에 한방을 사용해도 어느 정도 효과가 있다고 생각하지만, 기질적 병변이 뚜렷하지 않은데도 증상이 지속되는 심신증은 지금까지 한약이 가지고 있는 장점으로 꼽을 수 있습니다. 한편, 병의 원인이 확실한 내과는 양약 쪽이 효과적이라고 생각하고 있습니다. 이런 점에서는 정신과도 내과도 같습니다.

즉, 한약 치료는 신경증과 심신증에서는 GO, 정신병에서는 STOP이라고 할 수 있습니다.

—후루코리(古郡)

칼럼 : 타과의 선생님들에게, 정신과 의사로부터의 메시지

정신질환은 애매해서 잘 모르겠다고 생각하고 계실지도 모르겠습니다. 사실 정신과 의사도 비슷하게 잘 모르는 부분이 있습니다. 정신증상과 특성은 눈에 보이지 않는 추상적인 개념으로 구성되어 있습니다. 많은 환자들을 보다 보면 나름대로의 분류가 완성되고, 그것이 선인들의 분류와 같은 것인지, 어떤 부분이 다른지를 검토하고, 세세한 수정을 반복하고 있습니다. 그리고 사실은 같은 환자를 보더라도 진단 일치율이 매우 낮다는 데이터가 다수 있습니다. 그러므로 조작적 진단기준으로 비슷한 증상이 몇 개나 있는지 살펴보고 진단을 잠정적으로 내립니다. DSM-5 등의 진단기준을 이용하여 진단명을 붙이지만, 이는 병태가 설명되기까지 내려지는 임시적 병명이라고 할 수 있습니다. 그런데 진단이 애매하니 병태의 설명이 진행되지 않는 딜레마에 빠집니다. 그러므로 정신과 의사에게 (진단의 확실한) 근거가 있는 것이 아니라, 스스로의 경험에 따라 잠정적으로 진단을 내리고 있다고 생각하는 것이 좋습니다.

특히 문제가 되는 것은 '우울 상태'라고 의뢰서에 적혀 있는 경우입니다. 이 이면에는 '우울증'이라고 딱 잘라 말할 수 없는 무언가가 있다는 메시지를 느낍니다. 그리고 그것은 정신과 의사가 가지고 있는 전형적인 우울증과는 거리가 멀다는 것을 의미합니다. 이 중 다수는 신경발달장애나 성격장애 등 다른 정신질환에 의해 야기된 이차적인 우울 증상을 의미한다는 것을 알아차릴 필요가 있습니다.

정신질환, 특히 신경증에서는 인격이나 생활사, 대인관계능력 등 복잡한 배경에 현재의 환경인자가 더해져 정신과적 증상이 탄생하게 됩니다. 그 근본적인 치료는 인격의 성숙을 촉진하는 것, 그리고 자신의 존재를 검토하여 아이덴티티를 재구축하는 것을 돕는 데 있습니다. 하지만 이는 정신과 의사라도 어려운 경우가 많아 약물치료로 적당히 넘어가는 경우가 많습니다. 한편, 단순한 정신병리를 어렵게 생각하여 환자를 마구 휘저어 놓은 탓에 의원병(醫原病)을 야기하는 경우도 종종 보입니다. 타과 선생님들은 이런 성가신 일은 하지 마시고, 눈앞에 있는 증상에 대해 대증요법적으로 한방을 사용하셨으면 합니다. 의외로 대증요법으로 결말이 나는 경우가 많습니다.

가벼운 정신적 병태가 이면에 있다고 생각되는 경우에, 양약으로는 선택적 세로토닌 재흡수 억제제(SSRI)를 소량(권장되는 초기 용량의 절반 수준) 사용해보시고, 졸음 증상에 유의하면서 2주 간격으로 증량시키세요. 그리고 증상이 조절될 경우, 그대로 계속 유지하고 천천히 감량해보세요.

만약 SSRI 치료로 조절이 잘 되지 않을 경우에는 정신과 의사에게 의뢰하시기 바랍니다.

—후루코리(古郡)

우울의 상태(경증 우울증)·1

마음이 울적함

목의 불편감

의욕이 나지 않음

이것 하나만!

경증 우울증의 경우에는 환경조정이나 휴식, 또는 가벼운 운동이나 생활리듬의 개선으로 좋아지는 경우가 많습니다. 게다가 항우울제 임상시험 등에서도 플라세보군의 치료반응이 높은 것으로 나타나 '치료되고 있다'는 구조를 만드는 것 자체가 효과적인 경우도 자주 있습니다. 오심이나 졸음의 부작용으로 항우울제를 복용하지 못하는 사람에게 한약이 효과적인 경우도 있습니다.

한국 한의사를 위한 역자의 한마디!

반하후박탕

반하후박탕은 매핵기 증상에 사용하는 대표적인 한약으로, 정신과 임상에서는 억울한 감정을 보이는 환자에서 가슴 답답함이나 목의 답답함, 명치의 더부룩함을 호소할 때 가장 먼저 떠올립니다. 따라서 이 처방은 화병(Hwa-byung) 치료에서도 다용되는 한약입니다. 참고로, 치매 환자나 뇌졸중 환자의 흡인성 폐렴 위험을 감소시키기 위한 목적으로도 활용될 수 있습니다.

관련 전임상근거: 항스트레스, 항우울, 항불안, 위장운동 촉진

임상근거

(1) 체계적 문헌고찰(5RCT or quasi-RCT): 우울증에 대해 항우울제와 병용은 항우울제 단독에 비해 치유율($p<0.01$)과 유효율이 유의하게 더 우수하며($p<0.05$), 치료 4주차의 우울(HAMD) 개선이 더 큼($p<0.001$)(世界最新医学信息文摘. 2018).

향소산 ★★★

마음이 울적함, 머리가 무겁다 등에도.

반하후박탕 ★★★★★

무의식적으로 헛기침을 하는 증상에.

보중익기탕 ★★★

스트레스로 인해 식욕이 떨어지고 전신증상이 나타날 때.

이것 하나만!

향소산은 위장이 허약하고 신경질적인 사람의 감기 초기에 효과가 있는 것으로 알려져 있습니다. 반하후박탕은 소위 '메모증'으로 부르며 꼼꼼하게 메모를 적어와서 주거나 이야기를 메모하는 사람에게 효과가 있다고 알려져 있습니다.

(2) 중국(탕제)−RCT: 히스테리구(globus hystericus)에 대해 3주 동안 투여 후, 이비인후과 상용 중약 만엄서녕(慢嚴舒檸)에 비해 우울과 불안(SCL−90)을 완화하고, 정신과적 상태를 개선함(J Tradit Chin Med. 2010).

(3) 일본(과립제)−case series: 공황장애가 있는 4명의 환자 중, 2명은 반하후박탕 또는 연년반하탕이 무효하여 변경한 가미소요산에 치료반응을 보였고, 나머지 2명은 가미소요산이 무효하여 변경한 반하후박탕에 치료반응을 보였음. 반하후박탕이 효과적이었던 환자와 비교하여, 가미소요산이 효과적이었던 환자는 나이가 더 많고, 호소증상이 더 많았음(Psychiatry Clin Neurosci. 2002).

(4) 일본(과립제)−before after study: 기능성 소화불량에 대해 투여 전에 비해 2주 동안 투여 후, 복부 가스, 복통, 소화불량, 변비 증상이 유의하게 개선됨(Evid Based Complement Alternat Med. 2009).

(5) 중국(탕제)−RCT: 치매에 대해 12개월 동안 투여 후, 플라세보에 비해 폐렴 발생(relative risk: 0.51)과 폐렴으로 인한 사망(relative risk: 0.41)이 유의하게 적음(J Am Geriatr Soc. 2007).

우울의 상태(경증 우울증)·2

불안

천면으로 자꾸만 깸

스트레스에 취약함

이것 하나만!

우울증 치료에서 '불안'은 성가신 증상입니다. 우울의 핵심 증상이 소실되더라도, 불안이 남아 있다면 재발 위험이 현격하게 높아진다는 보고가 있습니다. 불안을 안고 생활을 지속한다면 신경이 쉽게 다운(down)되어 우울증이 재발한다는 것입니다. 한약은 이 불안 증상[1]에도 대응할 수 있으므로, 항우울제와 한약의 조합으로 불안에 대처합니다.

1) 원문에는 우울 증상이라고 되어 있으나, 문맥상 불안 증상이 적합한 것으로 판단되어 수정했습니다.

한국 한의사를 위한 역자의 한마디!

우울증과 음식

정신과 임상에서 환자의 우울 증상을 개선하기 위해 약물치료나 심리치료가 주로 사용되지만, 환자의 생활습관 관리 차원에서 환자의 식단조절을 권고하는 것도 효과적인 치료전략이 될 수 있습니다. 특히 지중해식 식단이 우울의 감소와 관련된다는 근거가 증가하고 있으며(Mol Psychiatry. 2019), Antidepressant Food Score를 활용

가미귀비탕 ★★★★

악몽으로 깨는 경우가 많음, 낮에도 쉽게 피로해짐, 잠을 자도 피로가 좀처럼 풀리지 않는 타입에.

시호가용골모려탕 ★★★

자주 꿈을 꾸는 타입에.

계지가용골모려탕 ★★★

사소한 일에도 화를 내버림, 스트레스를 받으면 식욕이 없어지는 타입에.

이것 하나만!

가미귀비탕은 불안, 초조, 심계항진, 고혈압, 식욕저하, 권태감, 빈혈, 혈색이 좋지 않은 사람으로, 권태감이 강하고, 불안이 있는 사람에게 사용합니다. 시호가용골모려탕은 화를 밖으로 내지 않고 안에 쌓아두는 타입입니다. 샐러리맨에 많으며, 악몽을 꾸거나, 일하는 꿈을 꾸거나, 울체되어 있는 사람에게 효과적입니다. 계지가용골모려탕은 불안, 초조, 심계항진에 효과적입니다.

하여 우울장애의 예방과 회복 촉진에서 가장 효과적인 음식을 탐색한 연구에서는 굴이나 홍합과 같은 이미패류, 다양한 해산물, 동물성 식품에서의 내장육, 녹색 잎 야채, 상추, 후추, 십자화과 채소가 도움이 될 수 있다는 예측을 내놓기도 했습니다(World J Psychiatry. 2018).

칼럼 : 항우울제 사용법

항우울제는 주로 세로토닌, 노르아드레날린, 도파민 수송체의 재흡수를 저해함으로써 효과가 나타납니다. 현재 우울증의 제1선택약으로 주로 사용되고 있는 항우울제는 세로토닌 재흡수 억제제(SSRI), 세로토닌·노르아드레날린 재흡수 억제제(SNRI), 그리고 흡수의 억제 메커니즘이 아닌 노르에피네프린성 선택적 세로토닌 제제(NaSSA)가 있습니다. 삼환계 항우울제(TCA)는 항콜린성 작용 등의 부작용이나 심독성의 위험성이 있어 제1선택약으로 사용되는 경우는 적어지고 있지만, 효과는 가장 강한 약입니다.

불쾌한 부작용이 있다면 약을 계속 복용할 수 없게 됩니다. 불쾌감을 야기하는 부작용으로서, SSRI나 SNRI의 경우 초기 투여 시 구역질이 있고, NaSSA의 경우 졸음이 있습니다. 그러므로 초기 투여량은 가능한 한 소량으로 하는 것이 좋습니다. 익숙해지면 충분량까지 증량하는 것이 중요합니다. 항우울 효과가 나타나기까지 일정한 시간이 걸리는 것으로 알려져 있는데, 이것은 플라세보와 차이가 날 때까지의 시간을 의미합니다. 치료를 시작하고 나서 우울점수가 낮아지기 시작하는 것은(효과가 나타나는 것은), 투여 초기부터도 인정됩니다. 이 투여 초기의 항우울 효과는 플라세보 반응으로 해석되고 있지만, 환자가 좋아지는 것에는 변함이 없습니다. 6~8주간 복용해도 효과가 나타나지 않는다면 다른 약으로 교체합니다. 그리고 생활습관의 검토나 질병교육, 환경조정 등을 병행하는 것도 중요합니다.

—후루코리(古郡)

상열감으로 얼굴이 붉어짐

황련해독탕 ★★★

황련·황금·황백, 이 3가지 찬 성질의 생약이 염증을 진정시킵니다.

이것 하나만!

상열감의 원인은 혈관이 넓어진 상태로 지속되는 것입니다. 그렇기 때문에, 뇌의 혈액순환에 이상이 생깁니다. 여성호르몬의 혼란과 같은 호르몬 균형의 이상이나, 스트레스나 긴장에 의해 생기는 자율신경의 혼란 등 정신적 요인이 있습니다. 예방 차원에서 혈압의 급격한 변화를 가급적 억제하고, 체온조절을 확실하게 하는 것이 중요합니다.

한국 한의사를 위한 역자의 한마디!

황련해독탕

황련해독탕은 고전적으로도 실열(實熱)의 치료에 사용되어 왔으며, 항혈전 및 항염증 효과가 있고 혈관 평활근 세포의 증식과 이동을 감소시킴으로써 죽상동맥경화증 형성을 막는 것으로 알려졌습니다. 이 한약에 대황을 가미한 한약인 청혈단이 임상에서 심혈관계 및 뇌혈관계 질환의 치료에 사용되고 있음을 감안할 때, 이 한약도 정신증상 및 스트레스와 함께 나타나는 혈관 반응과 관련된 증상에 고려해볼 수 있지 않을까 생각합니다.

관련 전임상근거: 항불안, 수면시간 연장, 항우울, 인지기능 향상, 항-경련, 뇌신경세포 보호, 항치매, 진통, 척수손상 보호, 항파킨슨병

임상근거

(1) 일본(엑기스제)-RCT: 고혈압 수반증상(짜증, 불안, 수면장애, 상열감, 안면홍조)에 대해 8주 동안 투여 후, 플라세보에 비해 고혈압 수반증상, 특히 상열감과 안면홍조에서 유의한 개선을 보였음. 단, 혈압의 감소에서는 군 간의 유의한 차이가 발견되지 않았음(Phytomedicine. 2006).

(2) 일본(엑기스제)-case series: 호르몬대체요법이나 향정신성 약물을 처방받지 않은 갱년기장애 환자 40명에게 9.8±8.1개월 동안 시행한 한약치료의 효과를 분석한 결과 38명에서 개선을 보였으며, 이들 중 11명은 황련해독탕을 통해, 10명은 가미소요산을 통해 개선됨. 황련해독탕을 통해 개선된 환자는 아침 피로감, 몸이 무거운 느낌, BMI가 더 높은 경향이 있었고, 가미소요산을 통해 개선된 환자는 첫 면담에서 혈압이 상승된 경향이 있었음(Journal of Traditional Medicines. 2006).

(3) 한국(탕제)-CCT: 뇌졸중 후 병리학적 웃음에 대해 14일 동안 투여 후, 양실증(陽實證)이 없는 군에 비해 양실증이 있는 군에서 병리학적 웃음과 지속기간이 유의하게 감소함(Am J Chin Med. 2007).

갱년기 우울상태

증상이 변함

증상이 변하지 않음

얼굴이 희고 마른 체형

단단해보이는 타입

이것 하나만!

갱년기는 자신의 신체적 노화를 강하게 인식하는 시기이기도 하고, 노후생활에 대한 불안감에 더하여 자녀의 성장과 자립, 부부관계 등으로 인해 생활의 변화가 클 뿐 아니라, (때때로) 간병 부담도 생활에 부담이 됩니다. '어머니'로서의 역할이 끝나버린 것에 대한 외로움이 상실감이 되어 우울해지는 경우도 있습니다.

한국 한의사를 위한 역자의 한마디!

자음강화탕

멘탈 플로차트에서는 고려되고 있지 않은 처방입니다만, 보험한약 56종 중 갱년기장애에 활용할 수 있는 처방으로 자음강화탕이 있습니다. 정신과 분야에서의 연구는 많지 않지만, 갱년기장애의 불면증에 대한 개선 효과가 소수 보고되어 있습니다. 목이 갈라지고, 가래가 잘 끊어지지 않은 마른 기침을 하는 경우에 사용하는 처방이라는 점도 참고합니다.

관련 전임상근거: 갑상선기능저하 개선, 진통, 항-경련, 항-신경염증

임상근거

(1) 중국(탕제)-RCT: 갱년기 불면증에 대해 6주 동안 투여 후, 불면증에 대한 자음강화탕의 유효율(90.5%)이

양약
우울
불면
신경증·불안
발달
부작용

가미소요산 ★★★★★

짜증 등이 있고, 변비 경향, 냉증에.

여신산 ★★★

상열감이나 어지럼증, 두통·두중감, 변비, 복통 등에.

당귀작약산 ★★★★

요족이 참, 변비 경향, 생리불순, 잠이 잘 안 옴 등에.

계지복령환 ★★★★

어깨결림, 머리가 무거움, 어지럼증, 상열감이 있고 발이 참, 쉽게 부음, 피부염 등에.

이것 하나만!

한약은 환약이나 양약처럼 즉각적인 효과를 얻기 어려울 수 있습니다. 하지만 계속해서 제대로 복용한다면 몸은 조금씩 좋은 쪽으로 변해갑니다. 적어도 1개월 정도는 계속 복용해보도록 지도하세요.

불면증에 사용하는 중약인 안신보뇌액(安神補腦液)의 유효율(76.2%)에 비해 유의하게 더 높았음(内蒙古中医薬. 2015).

(2) 중국(탕제)–before after study: 갱년기 불면증 환자 40명에 대해 2주 동안 투여 후, 불면증에 대한 유효율이 95%였음(山西職工医学院学報. 2003).

(3) 중국(탕제)–before after study: 갱년기증후군 환자 40명에 대해 18주 동안 투여 후, 갱년기증후군 증상에 대한 유효율이 90%였음(河南中医. 2011).

(4) 중국(탕제: 자음강화방)–RCT: 갱년기증후군에 대해 8주 동안 투여 후, 플라세보에 비해 갱년기 증상(Kupperman Index), 특히 조열, 한출, 불면 증상에서 유의한 개선을 보임(南京中医薬大学 학위논문, 2006).

노인 우울상태

혈색이 좋지 않은 사람

체력이 떨어져 있음

짜증을 잘 냄

호소가 많은 사람

이것 하나만!

노인의 우울은 감별이 어려운 질환입니다. 뇌의 기질성 질환 등으로 의욕저하(무감동증)가 존재하는 경우, '우울'이라고 오해받는 경우도 많이 있습니다. 나이가 늘어감에 따라, 신경전달물질이나 신경세포가 줄어드는 등의 변화가 일어나고, 미래에 대한 막연한 불안이나 상실 경험에 대한 대처능력이 떨어지고, 세상에 대한 관심도 잃습니다. 항우울제의 효과도 제한적입니다.

한국 한의사를 위한 역자의 한마디!

노인의 우울상태와 가성치매

노인 우울장애에서는 인지장애 증상이 흔하게 나타나고, 우울장애가 심한 경우에는 인지장애 증상이 더 두드러지게 나타날 수 있기 때문에 가성치매라는 용어로 표현하기도 합니다. 치매에서의 인지장애는 기본적으로 치매가 진행됨에 따라 점진적으로 인지기능이 악화되는 양상을 보이지만, 가성치매에서의 인지장애는 우울증이 호전된 이후에는 회복됩니다.

양약
우울
불면
신경증 · 불안
발달
부작용

가미귀비탕 ★★★★

식욕이 없고, 수면이 부족함, 빈혈이나 건망에도.

보중익기탕 ★★★

팔다리에 힘이 없음, 말에 기운이 없음, 눈에 힘이 없음 등에도.

억간산 ★★★★

신경과민, 흥분 경향에도.

팔미지황환 ★★★

하반신이 약하고, 저림, 요통, 구갈, 열이 오름 등, 야간의 빈뇨, 소변이 찔끔찔끔 나옴 등 비뇨기계 이상이 있음, 체력이 약해져 있는 사람, 눈이 침침함 등에도.

이것 하나만!

노인의 우울은 약해져 있는 상태(허증)로 생각합니다. 그리고 그런 상태의 사람일수록 한약의 효능이 나타나기 쉬운 것 같습니다. 본래 한약이란 쇠약해진 기능을 보충하고 회복시켜 전신상태를 좋게 하고 건강하게 만드는 것이 장점이므로, 한약이 노인의 우울에 효과적이라는 것도 전혀 이상하지 않습니다.

그리고 가성치매에서의 인지장애는 인지기능 저하를 속이거나 숨기기보다는 강조하는 모습으로 드러날 수 있습니다. 건강한 사람, 건망증 환자, 우울 환자에서 호소하는 인지증상을 비교한 연구에서도, 우울 환자에서는 과반수 이상(63.6%)이 비특이적으로 과한 호소를 보인 것으로 나타났습니다("전 아무것도 못하겠어요. 책도 읽지 못하겠고요. 더 이상 그런 것들을 관리하지도 못하겠어요.")(Gerontologist. 2019).

어린이 우울상태

신경흥분

허약체질

이것 하나만!

어린이는 보통 건강합니다. 기운이 없는 경우에는 우선 감기 등의 신체질병을 의심해봅시다. 하지만 심리적으로 궁지에 몰렸을 때, 아이들도 우울증과 같은 증상을 보일 수 있습니다. 어린이는 말로서 자신의 생각이나 기분을 정확하게 전하지 못하는 경우가 많기 때문에, 수면이나 식욕, 안절부절못함 등을 기준으로 합니다. 특히 안절부절못하는 것은 아이들의 우울에서 특징적입니다.

한국 한의사를 위한 역자의 한마디!

소아청소년 우울의 위험요인

성인과 마찬가지로 소아청소년에 대한 우울도 생활환경을 포함한 포괄적인 평가가 시행될 필요가 있습니다. 특히, 소아청소년에서 나타나는 우울의 위험요인을 알아둔다면, 임상에서 우울 환아의 다각도적 개입을 가능케 하는 문진이 가능할 것이라고 생각합니다. 알려진 소아청소년에서 우울의 위험요인은 다음과 같습니다(Am J Prev Med. 2006). 이러한 위험요인들을 잘 파악하여, 환아의 우울이 더 심화되지 않도록 관리하고 예방하며, 잠재적인 스트레스 상황(가족관계, 교우관계 등)을 부모님과 논의하에 함께 다루어주는 것이 필요합니다.

양약
우울
불면
신경증 · 불안
발달
부작용

소건중탕 ★★★★

엿이 들어가 있어 맛이 달달한 한약으로, 어린이들도 잘 먹을 수 있습니다.

보중익기탕 ★★★

기운이 부족할 때 사용하는 한약. 기운이 있는 사람, 체력이 있는 사람이라도 피로할 경우에 돈용(頓用)으로 효과를 볼 수 있습니다.

이것 하나만!

기본적으로 아이들은 약에 강하고, 부작용이 잘 나타나지 않습니다. 소건중탕에는 스트레스 반응의 초기부터 나타나는 교감신경계의 과긴장을 완화하면서, 피로를 개선하여 의욕을 높이는 효과를 기대할 수 있습니다. 감초를 함유한 한약의 부작용이 문제되고 있는 경우가 있습니다만, 이것은 아이들보다는 노인 여성에게 많이 발생하는 것 같습니다.

(1) 성별: 여아인 경우에 더 흔함, (2) 유전자: 우울증 관련 유전자의 보유, (3) 부모의 우울증: 우울증의 가족력을 가진 아동은 우울증 위험이 더 높음, (4) 아증후 우울 증상: 아증후 우울 증상은 이후 주요우울장애의 발생을 예측함, (5) 불안: 불안은 우울에 선행하고, 이후 우울을 예측하는 경향이 있음, (6) 기질/성격: 부정적인 정서를 가지고 있는 경우, (7) 생물학: 생물학적 기능이상과 좌측 전두엽 활성저하, (8) 부정적인 인지상태: 특히 스트레스 상황하에서 부정적인 인지상태는 우울을 예측함, (9) 스트레스와 트라우마: 최근 스트레스나 생애초기 역경은 우울을 예측함, (10) 스트레스에 대한 반응: 부적응적 반응을 보이는 경우(예: 반추함, 회피함 등), (11) 대인관계: 대인관계에서의 문제(예: 가족과 잘 지내지 못함, 친구들과 잘 못 어울림).

칼럼 : 기분안정제 사용법

기분안정제는 조증 상태와 우울 상태의 치료 및 예방에 효과가 있는 약으로, 양극성장애(조울증)에 대한 약물치료의 기본이 됩니다. 기분안정제의 약리작용은 명확하지 않습니다. 현재 일본에서 사용할 수 있는 기분안정제 4가지의 공통되는 약리작용이 없기 때문입니다. 기분안정제는 크게 2가지로 나눌 수 있습니다. 미량원소인 리튬(lithium)과 항간질제인 발프로산(valproic acid), 카르바마제핀(carbamazepine), 라모트리진(lamotrigine)이 바로 그것입니다.

양극성장애의 조증 삽화, 우울증 삽화, 또는 유지기에 관계없이 기분안정제는 기본약으로 지속해서 복용합니다. 양극성장애는 완치되는 경우가 적기 때문에 장기간 약물을 복용하게 됩니다. 다만, 임신 중·수유 중의 복용 안전성은 약의 종류에 따라 다릅니다. 양극성장애 치료의 기본은 기분안정제만을 사용하여 기분 변동이 너무 크지 않도록 하는 것입니다. 상황에 따라서는 다른 약도 사용됩니다. 예를 들어, 우울 증상이 심할 때는 항우울제를 사용하기도 하지만, 항우울제를 단독으로 사용하도록 권장되지는 않습니다. 또, 경우에 따라서는 2세대 항정신병약이 사용되는 경우도 있습니다. 기분안정제가 효과가 없는 경우에는 전기경련요법(ECT)이 적용됩니다.

기분안정제는 뇌의 신경세포 활성을 안정시킴으로써, 편두통을 비롯한 두통을 예방하는 효과도 기대할 수 있습니다.

공통적인 부작용으로는 졸음·휘청거림, 체중증가, 오심이 있습니다. 여기에 더하여 일부 약에는 약진(藥疹)이 발생합니다. 간과하면 심해질 수 있습니다.

—후루코리(古郡)

칼럼 : 수면제 사용법

불면이라고 하더라도, 그 정의에 따라 입면곤란, 조기각성, 중도각성, 숙면장애라는 4가지 패턴으로 구분됩니다. 불면증은 불면에 더해 낮 동안의 삶의 질 저하(권태감, 졸음, 집중력 저하)가 존재하는 상태를 말합니다. 증상에 따라 단시간 작용형이나 장시간 작용형 등의 수면제를 구분하여 사용합니다.

오늘날 불면에 사용되는 약의 75%가 벤조디아제핀 계열 수면제인데, 현재는 멜라토닌 수용체 작용제나 오렉신 수용체 길항제 등 다른 약리작용을 갖는 수면제도 있기 때문에 구분하여 사용할 수 있게 되었습니다. 수면-각성 리듬이 깨졌을 때는 멜라토닌 수용체 작용제가 좋고, 불안으로 잠을 못 자는 경우에는 벤조디아제핀계 수면제가 좋습니다. 다만, 벤조디아제핀계 수면제는 의존 문제가 있고 금단증상으로 인해 감량하여 약을 중지하는 것이 불가능한 경우가 많습니다. 처음 사용했던 수면제로 효과가 없는 경우, 다른 약리작용의 수면제를 사용하거나 병용하면 효과를 볼 수 있습니다.

또한, 약물치료를 시행하기 전에, 수면위생교육을 시행하는 것이 권장되고 있습니다. 예를 들어, 낮 동안에 빛을 잘 쬐도록 하고 카페인은 저녁 이후에는 섭취하지 않도록 하며, 낮잠은 20분을 넘기지 않도록 하고 규칙적이고 바른 생활을 하는 것 등입니다. 수면각성 리듬표를 적어달라고 하는 것만으로 수면상태가 개선되는 경우도 있습니다. 약물치료로 충분한 효과가 없는 경우, 인지행동치료를 시행하는 것도 권장됩니다. 하지만 치료자에게 있어 특별한 훈련을 필요로 하기 때문에, 어디서나 할 수 있는 치료법은 아닙니다.

—후루코리(古郡)

불면증①

화가 나서 잠이 안 옴

억간산 복용으로 속이 불편함

불안해서 잠이 안 옴

이것 하나만!

그동안 불면에는 벤조디아제핀계 수면제가 맹목적으로 처방되어 왔습니다. 최근에는 벤조디아제핀계 수면제의 의존 문제, 그리고 수면제나 항불안제의 처방제한 등으로 인해 불면증에 효과 있는 한약이 주목을 받고 있습니다. 즉각적인 약효가 그만큼 좋다고 할 수는 없지만, 부작용이 적어 안심하고 처방할 수 있습니다.

한국 한의사를 위한 역자의 한마디!

황련해독탕

산조인탕은 불면증에 대해 아마 가장 잘 알려진 한약 중 하나일 것입니다. 하지만 아쉽게도 보험한약 56종에 산조인탕은 포함되어 있지 않습니다. 그러나 조현병, BPSD, 스트레스 관련 상태에 이어서 황련해독탕이 불면증에도 고려될 수 있다는 것을 시사하는 소수의 임상연구가 존재합니다. 이 외의 보험한약 중, 복령보심탕도 고려될 수 있지만 관련한 임상연구는 없는 상황입니다.

관련 전임상근거: 항불안, 수면시간 연장, 항우울, 인지기능 향상, 항-경련, 뇌신경세포 보호, 항치매, 진통, 척수손상 보호, 항파킨슨병

억간산 ★★★★★

(부작용으로) 넘어질 위험이 적은 것이 매력입니다.

1일 3회+취침 전 복용 또는 취침 전 복용 등, 어떻게 복용했을 때 효과가 있을지 시험해봅시다.

억간산가진피반하 ★★★★★

속 더부룩함이 적은 한약입니다.

산조인탕 ★★★★★

양약에 병용하여 벤조디아제핀의 양을 1/4로 줄였다는 보고가 있습니다. 취침 전에 복용하는 경우가 많습니다.

이것 하나만!

수면제의 다제복용(polypharmacy)이 문제가 되고 있습니다. 산조인탕 등의 한약은 수면제로는 간주되지 않기 때문에, 병용해도 보험점수의 감점은 없습니다. 다만, 양약을 2가지 사용해도 잠을 자지 못하는 사람에게는 한약을 병용하더라도 추가적인 효과는 별로 기대할 수 없습니다. 오히려 생활습관 개선과 항정신병약의 사용 등, 양약의 검토가 필요한 경우가 많다고 생각합니다.

임상근거

(1) 한국(과립제)–RCT: 급성 화병에 대해 7일 동안 투여 후, 플라세보에 비해 심박변이도 LF가 유의하게 감소했으며, LF 값이 낮을수록 불면증상(ISI)의 개선이 유의하게 더 컸음(Korean J Stress Res. 2018).

(2) 중국(탕제)–case report: 63세 불면증 남성 환자에 대해 3일 동안 황련해독탕가미 투여 후, 불면증이 소실됨(四川中医. 1988).

(3) 중국(탕제)–case series: 2명의 흥분 및 불면증 환자에 대해 10일~1개월 동안 황련해독탕 투여 후, 초조, 흥분, 불면이 소실됨(国外医学(中医中薬分冊). 1996).

불면증②

단단해 보이는 타입에서 나타나는 악몽

가냘픈 타입에서 나타나는 악몽

이것 하나만!

일반적으로 한약은 식간이나 식전에 하루 2~3회로 나누어 복용하면 됩니다. 하지만 수면작용을 기대하여 한약을 처방하는 경우에는 1시간 후에 졸리게 되는 경우가 많기 때문에, 취침 1시간 전에 복용하도록 하면 좋겠습니다. 저는 저녁식사 전에 1포, 그리고 취침 전에 1포를 복용하도록 하고 있습니다. 환자들마다 각각의 취향이 있는 것 같아서 시험해보고 있습니다.

한국 한의사를 위한 역자의 한마디!

수면위생교육

불면증 치료에서는 기본적으로 수면위생교육이 시행되어야 합니다. 수면위생교육은 그 자체로 유의할 정도로 불면증을 개선시키는 것은 아니지만, 약물치료 등과 함께 병행되어 치료 효과를 높일 수 있는 것으로 알려져 있습니다. 제가 임상에서 사용하는 10가지 수면위생교육을 여기에 소개합니다.

(1) 충분히 쉬었다고 생각될 때까지 잠을 자고, 그 이후에 침대에서 벗어날 것(보통의 성인의 경우 7~8시간).
(2) 규칙적인 수면시간을 유지할 것.
(3) 억지로 잠을 자려고 하지 말 것.

시호가용골모려탕 ★★★

화를 밖으로 내지 않고 안에 쌓아두는 타입. 샐러리맨에 많으며, 악몽을 꾸거나, 일하는 꿈을 꾸고, 짜증·불안으로 잠을 자지 못하는 등에.

계지가용골모려탕 ★★★

신경과민으로 쉽게 흥분하는 사람, 피로하기 쉬운 사람에.

이것 하나만!

불면증에 대한 양약과 한약의 복용 순서는 어느 쪽이든 상관없습니다. 우선 표준 양약인 수면제를 복용하고, 그래도 효과가 없으면 한약을 추가하고 있습니다. 그 순서를 바꾸면 양약의 금단증상이 나타날 수 있어, 무엇이 악영향을 미친 것인지 알 수 없게 됩니다. 경증의 경우에는 한약만으로 조절되는 경우가 많습니다.

(4) 점심시간 이후에 카페인이 있는 음료를 마시지 말 것.
(5) 자기 전에 술을 마시지 말 것(예: 늦은 오후나 밤에).
(6) 특히 밤에는 흡연을 피할 것.
(7) 침실의 환경을 최대한 자극적이지 않도록 할 것(예: 주위 밝기를 줄임, TV나 라디오를 꺼둠).
(8) 고민이나 걱정거리는 잠들기 전에 풀고 잠자리에 임할 것.
(9) 하루에 적어도 20분 이상 규칙적으로 운동을 하며, 가급적이면 잠들기 4~5시간 전에 행할 것.
(10) 낮잠을 피하며, 특히 20~30분 이상의 잠이나 늦은 시간의 낮잠을 주의할 것.

칼럼 : 정신요법

약 등을 사용하여 뇌나 신체에 직접적으로 작용하는 방법이 아닌, 이야기를 하거나 이야기를 듣거나 하는 것으로 치료하는 정신과의 독특한 치료법을 정신요법(psychotherapy)이라고 합니다. 이것을 심리학에서는 심리요법이라고 번역하고, 정신과에서는 정신요법이라고 번역했습니다. 정신요법에는 크게 2가지 방향성이 있습니다. 첫 번째는 지지요법으로서 정신요법의 기본이 됩니다. 치료자는 환자의 이야기를 경청하고 공감하며 지지해줍니다. 개인의 생각에 자신이 없거나 여러 가지 생각으로 혼란한 사람들에게 적합한 치료법입니다. 이러한 작업을 통해서 새로운 이해나 통찰에 스스로 도달할 수 있도록 하여, 최종적으로 상담이 종결된 후에는 상담의 경험을 살려 환자가 실생활의 문제나 고민에 주체적으로 상대할 수 있도록 이끕니다. 특수한 기법을 필요로 하는 것은 아니지만, 경청과 공감력이 필요하기 때문에 그리 간단한 것은 아닙니다.

다른 한 가지는 치료자가 보다 적극적으로 조언하는 방법으로서, 인지행동치료가 대표적입니다. 인지행동치료라는 것은 사고방식, 느낌, 행동습관을 바꾸기 위해 집중적으로 지도하는 치료법입니다. 인지행동치료는 우울증이나 공황장애에서 약물요법에 필적한 효과가 있다는 것이 증명되어 있지만, 실시할 수 있는 시설이 제한되어 있습니다. 치료자에 따라 그 효과가 심하게 들쭉날쭉 하는 것이 문제입니다. 또한 통상적으로 30~50분이 필요하여, 일상진료의 현장에서는 실시하기 어렵다는 것도 문제입니다.

—후루코리(古郡)

히스테리

시호가용골모려탕 ★★★

우울, 정신불안, 불면, 두통, 어깨결림에도.

이것 하나만!

히스테리라는 용어는 현재 정신의학 진단명으로는 존재하지 않지만, 임상에서는 관용적으로 사용되고 있습니다. 심리적 요인으로 의식소실이나 신체증상을 보이는 것의 총칭입니다. 증상이 현란하여 주위사람들로서는 놀랄 수 있지만, 침착한 대처가 필요합니다. 히스테리를 반복적으로 보이는 사람에게는 한약이 효과적입니다.

한국 한의사를 위한 역자의 한마디!

히스테리와 자궁

저자들이 지적하고 있는 것처럼, 현재 정신의학에서는 히스테리(hysteria)라는 진단명을 내리지 않습니다. 히스테리성 신경증(hysterical neurosis)이라는 진단명이 1980년 DSM-III에서 사라졌기 때문입니다. 히스테리의 어원은 그리스어 hysteros인데, 이 용어는 자궁을 의미합니다. 동일한 어원을 사용하는 다른 의학용어 중에 자궁을 들어내는 자궁절제술, 즉 hysterectomy가 있습니다. 히스테리라는 질병을 진단할 당시, 그 원인을 자궁으로 봤기 때문에 이런 의학용어가 파생된 것인데, 오늘날 히스테리의 원인을 자궁으로 지목하는 사람은 없습니다. 하지만 자궁절제술은 우울과 관련된 것으로 알려져 있고, 한국에서 자궁절제술을 받은 255명의 여성을 대상으로 조사한 결과, 임상적 우울증의 발생률은 자궁절제술 후 3개월~2년 사이에 20.8%에 달했다고 합니다. 또한 남편으로부터 지지를 잘 받는 여성에서는 우울 위험이 낮았고, 소득이 적거나, 성적 만족감이 적거나, 성적 흥분을 느끼지 못하거나, 자궁이 전반적 건강에 미치는 영향에 대해 잘못 생각하고 있는 여성에서는 우울 위험이 높았습니다(J Korean Acad Nurs. 2000).

상열감

권태감

이것 하나만!

상열감의 원인은 혈관이 넓어진 상태로 지속되는 것입니다. 그렇기 때문에, 뇌의 혈액순환에 이상이 생깁니다. 여성호르몬의 혼란과 같은 호르몬 균형의 이상이나, 스트레스나 긴장에 의해 생기는 자율신경의 혼란 등 정신적 요인이 있습니다. 예방 차원에서 혈압의 급격한 변화를 가급적 억제하고, 체온조절을 확실하게 하는 것이 중요합니다.

한국 한의사를 위한 역자의 한마디!

가미소요산

정신과에서 가미소요산은 갱년기 정신증상이나 불안, 부정수소에 다용되는 한약으로, 범불안장애, 조현병에서 항정신병약으로 유발된 지연성운동장애, 갱년기 정신신경증상 등에 대한 연구를 앞서 소개했습니다. 그중에서도 가미소요산은 갱년기 증상에 대하여 가장 자주 사용되는 한약 처방 중 하나입니다. 2019년에 발표된 연구에서 497명의 한방부인과학회 소속 한의사를 대상으로 설문조사를 실시한 결과, 폐경전기, 폐경주위기, 폐경후

황련해독탕 ★★★★

짜증나고 불안함, 상열감 및 눈의 충혈, 코피, 속 더부룩함에.

가미소요산 ★★★★

정신불안과 불면 경향, 우울, 권태감, 식욕부진에도.

이것 하나만!

인간관계나 업무로 인한 압박감, 이사나 결혼 등 환경의 변화 등에 의해 정신적 스트레스가 누적되면, 평상시보다 더 심하게 나른함이나 권태감을 느끼게 되는 경우가 있습니다. 이를 방치한다면, 우울증이나 불안장애, 심신증 등의 정신질환으로 이어질 수도 있습니다. 질 좋은 수면과 영양이 균형잡힌 식사, 기분전환이 효과적입니다.

기에 가장 자주 사용되는 처방은 각각 가미소요산(31.3%), 가미귀비탕(16.7%), 육미지황탕(16.7%)이었습니다(Integr Med Res. 2019). 또한, 대만에서 발표된 전국단위 코호트 연구 결과에 따르면, 1997년부터 2004년 사이, 약 64.9%의 갱년기증후군 환자가 한의학 치료를 받았으며(평균 14.6회 내원), 가장 자주 처방된 한약 처방은 가미소요산(발행된 한약 처방전 중 8.9%)이었습니다(Climacteric. 2009).

짜증

First choice

초조감

안에 쌓아둠

호소가 많음

이것 하나만!

억간산은 쉽게 분노하는 것에 효과가 높습니다. 항불안제를 비교적 고용량 복용하거나, 소량의 항정신병약을 복용하면 짜증이 개선됩니다. 선천적으로 쉽게 분노한다면 항상 약을 복용하는 것을 추천합니다. 반응성으로 쉽게 분노하는 것이라면 환경이 일시적으로 나빠져 있는 것에 기인하므로, 환경조정이 잘 될 경우에는 약 복용을 계속할 필요가 없어집니다.

한국 한의사를 위한 역자의 한마디!

호흡

저자들도 언급하고 있듯이 호흡은 정신과 임상에서 사용할 수 있는 강력하고도 쉬운 비약물요법 중 하나입니다. 호흡 조절은 뇌파, 심장파 등 다른 리듬에도 영향을 미치며, 몸과 마음의 조절자로서의 역할을 하기 때문에 한의사의 임상에서도 효과적인 치료도구가 될 수 있습니다. 환자에게 다음의 호흡법을 교육하여 임상에서 활용해보시기 바랍니다(매일 아침, 저녁 5~10분 꾸준히 다음 호흡을 하도록 격려). (1) 먼저 눈을 감으십시오. (2) 편

억간산 ★★★★

억간산 복용 시 속이 불편한 경우에는 진피와 반하가 더해진 억간산가진피반하로 위장의 기능실조도 개선할 수 있습니다.

시호가용골모려탕 ★★★

정신불안, 우울, 불면이나 안검의 미미한 경련, 틱(tic)의 first choice 입니다.

사역산 ★★★★

감정이 밖으로 발산되지 않고 안에 쌓여서 일어나는 짜증이나 정신불안 등에.

가미소요산 ★★★

여성의 부정수소증후군이나 갱년기장애에 항불안제로 사용합니다. 남성 환자에서도 심기증 경향의 부정수소에 사용할 수 있습니다.

이것 하나만!

짜증(イライラ)은 자신이 생각하는 대로 진행되지 않기 때문에 안달하며 신경이 항진되어 있는 상태 혹은 초조해하는 상태입니다. 그 어원은 가시에 찔렸다고 할 때 그 가시를 의미하는 'イラ(초목의 가시)'를 두 번 사용하는 것으로, 가시에 찔렸을 때의 격앙된 기분이나 불쾌감을 지칭합니다. 호흡과 마음은 밀접한 관계가 있습니다. 호흡은 마음에 직접 작용하여 기분을 안정시키는 힘을 가지고 있습니다. 우선 호흡을 가다듬게 합시다.

안히 숨을 쉬며 호흡을 고릅니다. (3) 숨을 들이쉴 때 배가 올라오고, 숨을 내쉴 때 배가 내려가는 느낌에 주의를 기울입니다. (4) 이 쉬는 호흡은 자연스럽게 들이마시고 내쉴 때는 충분히 다 내쉽니다. 가볍게 들이마시고 길게 내쉽니다. (5) 배가 올라오고 내려오는 느낌에 주의를 둡니다. (6) 호흡 중 잡념이 떠오르면 억지로 잡념을 없애려 하지 말고, 다시 배가 올라오고 내려가는 느낌에 주의를 기울이면 됩니다.

목 불편감

히스테리구
(globus hystericus)

경과가 길어질 때

이것 하나만!

히스테리구라는 것은 목의 이물감이나 압박감 등 '목에 뭐가 걸린 듯한 증상'을 보이는 것입니다. 히스테리구는 실제로 이비인후과나 내과에서 검사를 해도 신체적인 질병을 찾을 수 없습니다. 히스테리구에는 여러 요인이 있을 수 있지만, 특히 스트레스와 같은 정신적인 요인이 깊이 관여하고 있다고 생각됩니다.

한국 한의사를 위한 역자의 한마디!

매핵기

기존에 이 상태는 심리적 요인과 밀접한 관련 때문에 '히스테리구(globus hystericus)'로 명명되었으나, 매핵기를 경험하는 환자들에서 히스테릭한 성격이 잘 발견되지 않는다는 것을 발견한 연구자들은 이 상태를 '인두이물감(globus pharyngis)'이라고 불러야 한다고 주장하기도 합니다. 매핵기가 심리적 원인과 관련된 경우가 있고, 이러한 경향성은 특히 이비인후과나 내과에서 검진상 이상이 발견되지 않은 매핵기에서 두드러질 것입니다. 하지만 '삼킬 때 목에서 느껴지는 불편감'은 인두암, 식도게실, 갑상선비대 등의 심각한 상태나 기능성 질환과 같은 비-

양약
우울
불면
신경증 · 불안
발달
부작용

반하후박탕 ★★★★★

후두부나 식도부에 이물감이 있는 것에.

상당히 효과가 있습니다.

시박탕 ★★★★

천식의 발작 예방이나, 감기로 악화된 기침에도 사용합니다. 시박탕은 반하후박탕에 소시호탕을 더한 것입니다.

이것 하나만!

정말로 목에 종양이 생겼다고 생각하는 사람들도 있습니다. 하지만 이것은 스트레스에 따른 증상으로, 스트레스를 줄이면 자연스럽게 개선됩니다. 환경조정이 어렵거나 즉효성을 기대하고 싶을 때는 반하후박탕이 first choice입니다. 항우울제 SSRI의 부작용으로 목 불편감을 자각하는 사람들도 있는데, 여기에 대해서 한약은 그다지 효과가 없습니다.

기질성 질환을 의미할 수도 있습니다. 만약 임상에서 기존에 관련 진료나 검사를 받지 않고 매핵기 증상을 호소하며 내원한 환자라면 다음과 같은 요인이 고려되어야 할 것입니다(J Smooth Muscle Res, 2014).

(1) 기질성 질환: 위식도 역류질환, 인두의 염증(인두염, 편도선염, 만성 부비동염), 상부 호흡기소화기계 악성종양, 설근부의 비대, 후굴된 후두개(retroverted epiglottis), 갑상성 질환, 상부식도 이소위점막, (드물게) 후두인두 종양, 타액 분비의 기능장애

(2) 비-기질성 질환: 비정상적인 상부식도괄약근 기능, 식도운동장애, 심리적 요인과 스트레스

칼럼 : 한방의 약물 상호작용

한방에 약물 상호작용이 있느냐는 물음에 대해 몇 가지 데이터가 있습니다.

정신과에서 빈용되는 억간산과 양약을 병용하는 것에 문제가 없느냐는 질문입니다. 약물은 대사효소에 의해 분해되어 체외로 배출됩니다. 이때에 간 마이크로솜(microsome)에 있는 cytochrome P450(CYP)이라는 분자 종류가 있는데, 어떤 약이 그 CYP에 의해 대사되는가 하는 것이 약물상호작용에서 가장 중요한 정보가 됩니다. 정신과 영역에서 중요한 것은 CYP1A2, CYP2D6, CYP3A입니다.[1,2] 구마모토(熊本)대학 약학부의 사루와타리 준(猿渡准) 교수 등의 연구에서, 정신과 영역에서 범용되고 있는 억간산은 CYP1A2, CYP2D6, CYP3A에 영향을 주지 않았다고 보고되었습니다.[3] 또한, 맥문동탕[4], 소청룡탕[5], 청상견통탕[6]은 CYP1A2, CYP2D6, CYP3A에 영향을 주지 않고, 계지복령환은 CYP1A2를 16% 감소시키지만, 다른 효소에는 영향을 미치지 않는다는 것이 보고되어 있습니다.[7] 그리고 소시호탕도 CYP1A2를 16% 감소시킨다는 것이 보고되어 있습니다.[8] CYP1A2는 흡연으로 인해 유도되기 때문에, 환경인자의 영향을 받기 쉬운 약물대사효소입니다.

기본적으로는 한약이 양약에 대해 약물동태학적으로 큰 영향을 미치지 않을 것으로 생각됩니다.

참고문헌

1) 古郡規雄: 抗うつ薬の薬物動態と相互作用. 別冊日本臨牀 新領域別症候群シリーズ37:579−584, 2017

2) 古郡規雄: うつ病. 月刊薬事 59(2):135−141, 2017

3) Soraoka H, et al.: The Effect of Yokukansan, a Traditional Herbal Preparation Used for the Behavioral and Psychological Symptoms of Dementia, on the Drug–Metabolizing Enzyme Activities in Healthy Male Volunteers. Biol Pharm Bull 39(9):1468–1474, 2014

4) Saruwatari J, et al.: The in–vivo effect of bakumondoto(TJ–29), a traditional Japanese medicine used for treatment of chronic airway disease, on cytochrome P450 1A2, xanthine oxidase and N–acetyltransferase 2 activity in man. J Pharm Pharmacol 56(9):1171–1177, 2004

5) Nakao M, et al.: The effect of Shoseiryuto, a traditional Japanese medicine, on cytochrome P450s, N–acetyltransferase 2 and xanthine oxidase, in extensive or intermediate metabolizers of CYP2D6. Eur J Clin Pharmacol 63(4):345–353, 2007

6) Saruwatari J, et al.: Effects of Seijo–bofu–to, a traditional Japanese herbal medicine containing furanocoumarin derivatives, on the drug–metabolizing enzyme activities in healthy male volunteers. Basic Clin Pharmacol Toxicol 115(4):360–365, 2014

7) Saruwatari J, et al.: A herbal–drug interaction study of keishi–bukuryo–gan, a traditional herbal preparation used for menopausal symptoms, in healthy female volunteers. J Pharm Pharmacol 64(5):670–676, 2012

8) Saruwatari J, et al.: The in–vivo effects of shosaiko–to, a traditional Chinese herbal medicine, on two cytochrome P450 enzymes(1A2 and 3A) and xanthine oxidase in man. J Pharm Pharmacol 55(11):1553–1559, 2003

—후루코리(古郡)

속 더부룩함

위장이 약함

만성 위염

이것 하나만!

위의 소화기능을 저하시키는 원인으로는 폭음과 폭식으로 인한 소화불량, 향신료나 알코올 등의 자극물 섭취, 스트레스, 담배 등을 들 수 있으며, 이 밖에도 수면 부족이나 생활 불균형 등의 불섭생으로 인해 자율신경의 기능이 흐트러지면, 마찬가지로 위의 움직임이 나빠져 속 더부룩함이 발생할 수 있습니다.

한국 한의사를 위한 역자의 한마디!

보중익기탕

기능성 소화불량에 대해서는 육군자탕이 가장 잘 알려진 한약 중 하나일 것입니다. 한편, 보험한약 56종에 포함되어 있는 한약 중에서는 보중익기탕을 고려할 수 있겠습니다. 보중익기탕의 임상적 효과를 보고하는 일부 임상연구와 함께, 육군자탕과의 차이를 가늠할 수 있는 흥미로운 연구 결과도 보고되어 있습니다.

관련 전임상근거: 항불안, 항스트레스, 항우울, 진통, 진정, 신경세포 보호, 위보호, 장 운동성 개선, 만성피로 회복, 운동피로 회복, 해열

임상근거

(1) 중국(탕제)–RCT: 기능성 소화불량 노인에 대해 1개월 동안 투여 후, trimebutine maleate tablets과의 비교 시 증상 점수와 삶의 질 점수(SF–36)에서 유의한 차이를 보이지 않았음.(世界最新医学信息文摘. 2019)

(2) 중국(탕제)–RCT: 기능성 소화불량이 있는 중증 환자(뇌출혈, 뇌경색, COPD 등)에 대해 일반적 관리(기저질환 관리, 합병증 예방, 제산제, 위보호, 영양 보조, domperidone)와 7일 동안 병용 후, 일반적 관리만을

양약
우울
불면
신경증·불안
발달
부작용

육군자탕 ★★★

쉽게 피로하는 경향으로 위장허약·소화불량에.

안중산 ★★★

자율신경의 균형을 조절하거나, 위산의 분비를 조정합니다.

이것 하나만!

병이 원인일 경우에는 그쪽의 치료를 우선으로 합니다. 생활습관의 문란으로 인해 생기는 경우에는 당연히 담배나 알코올을 삼가도록 하거나, 식사의 내용을 검토하거나, 충분히 수면을 취하게 하는 등의 생활 개선을 도모합니다.

시행한 것에 비해 상복통, 상복부 작열감, 조기포만감의 개선이 유의하게 더 컸음. 하지만 상복부 팽만감에서는 유의한 차이를 보이지 않았음(中医薬臨床雑志. 2013).

(3) 중국(탕제)-RCT: 기능성 소화불량에 대해 2주 동안 보중익기탕, 혈위첩부요법(간수, 비수, 위수, 중완, 천추, 기해; 2일에 1번), 보중익기탕+혈위첩부요법, 또는 domperidone을 투여한 결과, 총유효율은 각각 72.5%, 70.0%, 92.5%, 75.0%로 보중익기탕+혈위첩부요법에서 가장 높았음. 증상 점수(NDI)와 삶의 질 점수(SF-36)에서도 보중익기탕+혈위첩부요법이 다른 치료들에 비해 유의하게 개선 효과가 높았음. 다른 치료들 간의 유의한 차이는 발견되지 않았음(中国薬業. 2017).

(4) 일본(과립제)-CCT: 속 불편감, 식욕부진, 전신 권태감을 주호소로 하는 비궤양성 소화불량 환자 23명에는 육군자탕을, 전신 권태감(특히 사지 권태감)을 호소하고 경도의 흉협고만을 수반하는 부정수소증후군 환자 18명에는 보중익기탕을 4주 동안 투여하였음. 그 결과, 치료 전 혈청 cortisol 수준이 높은 환자에서는 감소 효과를, 치료 전 혈청 cortisol 수준이 낮은 환자에서는 증가 효과를 보임. 부교감신경 기능을 나타내는 심전도의 R-R intervals에 대하여, 육군자탕군에서는 유의한 변화를 보이지 않았지만, 보중익기탕군에서는 투여 전 저하되어 있던 R-R intervals이 유의하게 증가함(日本東洋医学雑誌. 1993).

설사①

수양성 설사

복통과 설사가 번갈아 발생

이것 하나만!

심인성 설사의 배경에 있는 것은 강한 스트레스나 성격적 소인입니다. 정신적인 스트레스가 신체의 질병으로 발현된 것을 '신체형 장애(somatoform disorders)/심신증'이라고 부릅니다. 가족의 죽음이나 업무상 실수 등 강한 스트레스가 영향을 미쳤거나, 책임감이 강하고 꼼꼼한 신경질적 성격으로 필요 이상으로 스트레스를 강하게 느끼는 등의 성격적인 면이 영향을 주기도 합니다.

한국 한의사를 위한 역자의 한마디!

기능성 위장질환과 정신과적 평가

기능성 위장질환을 진단하기 위해 국제적으로 Rome criteria가 사용되고 있습니다. 1994년, Rome I이 발표된 이후, 2016년 개정된 Rome IV까지 나와 있습니다. 설사와 관련된 기능성 위장질환은 설사-우세형 과민성대장증후군(IBS-D)과 기능성 설사(functional diarrhea)가 대표적입니다. 이러한 기능성 위장질환은 정신과적 평가를 포함한 다차원적 임상적 진단이 필요하고, Rome에서 제공하는 multidimensional clinical profile을 사용할 수 있습니다. 이 프로파일에서는 5개의 범주로 기능성 위장질환은 다차원적 임상적 진단을 돕는데, 그중 카테고리 D에서 정신사회적 정보를 평가하며, 여기서 소개합니다. 다음 내용들을 기능성 위장질환 진단에서 정신과적 평가에 참고할 수 있습니다.

오령산 ★★★

급성 위장염에.

황련해독탕 ★★★

급한 설사에.

이것 하나만!

오령산은 여분의 수분을 신체에서 배출하는 것뿐 아니라, 신체 전체의 수분 균형 편차를 바로잡아주는 한약입니다. 술을 너무 많이 마시면 간에서 다 분해되지 않고, 아세트알데히드가 체내에 남아 두통이나 오심 등의 숙취 증상을 일으킵니다. 이런 경우 몸의 수분 균형을 조절해주는 오령산이 효과를 발휘합니다.

1. 심리적/정신과적 증상/증후군
   - DSM-IV 진단에서의 Axis I 또는 Axis II 진단, 또는 DSM-5 진단(예: 신체증상장애)
   - 우울, 불안, 예기불안, PTSD, 증상에 대한 과도한 걱정, 강박적 행동, 심리사회적 flag sign의 존재
2. 주요 스트레스 인자
   - 트라우마 사건: 감정적, 성적 또는 신체적 학대 과거력, 전쟁 트라우마, 주요 업무 스트레스, 최근 또는 오래 지속되었으나 해결되지 않은 이별/사별 경험
3. Rome IV에서의 심리사회적 flags(9개 항목)
   - (1) 불안, (2) 우울, (3) 자살성 사고, (4) 학대와 트라우마 과거력, (5) 가정폭력, (6) 통증 중증도, (7) 고통 또는 건강 우려와 관련된 신체증상, (8) 기능손상/장애, (9) 약물/알코올 사용

설사②

가슴이 답답한 느낌

손발이 참

심신의 스트레스

이것 하나만!

반하사심탕은 항암제 이리노테칸(irinotecan)으로 인한 설사에 현저한 효과를 보여 암 전문병원에서도 자주 사용되고 있습니다. 항암제의 등장은 반하사심탕이 등장한 상한론 시대로부터 약 1800년이 지난 뒤인데, 그런 옛날의 지혜가 현대에도 도움이 된다니 참 기쁩니다. 정신과 영역에서도 예전에는 없던 병태 등에 한방이 유효하다는 새로운 발견을 기대하고 있습니다. —니미(新見)

한국 한의사를 위한 역자의 한마디!

위장관계 점막 염증과 반하사심탕

저자들이 추천하고 있는 것처럼, 반하사심탕은 위장 트러블에 굉장히 좋은 효과를 보이는 한약입니다. 일본에서는 특히 항암제로 인한 위장관계 점막 염증에 다용되고 있는데, 구강 점막염부터 위염, 장염까지 폭넓게 사용될 수 있는 처방입니다. 그리고 치료 메커니즘은 이 한약을 복용하고 체내에 흡수되어 치료효과를 발휘하는 것보다는 점막과의 상호작용을 통한 직접적인 치료효과로 생각되는데, 예를 들어 항암치료로 구강 점막염이 발생

반하사심탕 ★★★★

오심이나 구토와 같은 위장의 트러블에도.

인삼탕 ★★★

허약하여 쉽게 피곤해질 때에도.

보중익기탕 ★★★

과로나 생활의 불섭생, 체질이 허약한 사람에.

이것 하나만!

인삼탕의 구성 생약은 건강, 감초, 창출, 인삼 4가지입니다. 이 처방은 허약한 사람의 위장약이기도 하고, 오조(惡阻)에 소반하가복령탕이 효과가 없을 때 second choice이기도 합니다. 보중익기탕은 인삼과 황기를 포함한 삼기제(蔘芪劑)의 왕이라고 불립니다. 삼기제는 모두 피로와 스트레스라는 키워드로 처방이 가능합니다. 그리고 설사도 덩달아 치료할 수 있지요. —니미(新見)

한 환자에서 1주일 동안 반하사심탕을 가글하는 것만으로도, 점막염이 대부분(92.8%)에서 개선되었다는 보고가 있습니다(World J Oncol. 2010). 정신과 임상에서는 가슴 답답함을 호소하는 환자분들도 많은데, 가슴 답답함의 원인이 식도와 위에서의 염증으로 인한 것이라 생각이 된다면(특히 GERD), 반하사심탕은 투여를 고려해볼 만한 좋은 처방이라고 생각합니다.

과민성장증후군

허약체질

증상이 변함

설사와 오심·구토

이것 하나만!

자율신경은 긴장할 때 우위가 되는 '교감신경'과 편안할 때 우위가 되는 '부교감신경'으로 구성되며, 다양한 신체기관을 조절합니다. 통상적으로 긴장할 때는 위장 기능이 억제되지만, 지나치게 스트레스를 받으면 뇌가 직접 장을 자극할 수 있으며, 이로 인해 대장 기능이 과민해져 '설사나 무른 변'이 발생합니다.

한국 한의사를 위한 역자의 한마디!

과민성대장증후군과 성격적 특성

저자들은 성실하거나 꼼꼼하여 신경을 많이 쓰는 등의 세세한 성격의 사람이나, 우울, 불안신경증 경향이 있는 사람이 과민성대장증후군에 잘 걸릴 수 있다고 설명하고 있습니다. 실제로 연구에 따르면 과민성대장증후군은 신경성(neuroticism), 성실성(conscientiousness), 감정표현불능(alexithymia) 등의 성격적 특성과 관련이 있는 것으로 알려졌는데요, 먼저 (1) 신경성은 Five factor 성격 모델 중 하나로, 생리학적 변화에 대한 높은 반응성, 감정적

계지가작약탕 ★★★
복부팽만감이 있고, 평소 위장이 약한 사람의 설사나 변비에.

대건중탕 ★★★
변비나 설사, 배가 땅기는 등 증상이 자주 바뀌는 사람에.

반하사심탕 ★★★★
배에서 꾸르륵 소리가 나고, 설사와 구토가 있는 경우에.

이것 하나만!

스트레스를 받으면 사람의 몸은 여러 가지 방어반응을 보이는데, 장에서도 그러한 반응이 일어납니다. 그 때문에 성실하거나 꼼꼼하여 신경을 많이 쓰는 등의 성격이 세세한 사람이 과민성장증후군에 걸리기 쉬운 경향이 있습니다. 우울이나 불안신경증의 경향이 있는 사람에서도 과민성장증후군이 병발하기 쉬운 것으로 나타났습니다.

불안정성, 스트레스에 취약, 충동적 행동에 대한 경향을 보이며, 부정적인 감정(불안, 적대감, 우울)을 보이는 성격을 의미합니다. (2) 성실성은 능력, 질서, 자기훈련, 성취를 중시하는 성격을 의미하며, (3) 감정표현불능은 주관적인 감정과 느낌을 확인하고, 묘사하고, 알아차리는 능력이 떨어져 있으며, 상상력이나 자기 성찰이 적고, 실체적이며 외부 지향적인 인지 스타일을 의미합니다. 이런 성격적 특성을 보이는 사람에서 기능성 위장질환 증상을 보인다면 과민성대장증후군을 의심해볼 수도 있겠습니다(World J Gastroenterol. 2016).

동계

단단해 보이는 타입

가냘픈 타입

돈복(頓服)의 경우

이것 하나만!

우선 심전도에서 부정맥이 없음을 확인합니다. 순환기 질환이 아니라면 정신과의 문제일 경우가 많습니다. 자율신경실조증으로 인한 동계는 심리적 긴장에 의한 것입니다. 상담도 효과적인 방법이지만, 시간이 걸립니다. 베타차단제(β-blocker)는 혈압저하의 부작용이 있기 때문에, 사용하기 어려운 사람들이 꽤 있습니다. 그럴 때 한약을 추천합니다.

한국 한의사를 위한 역자의 한마디!

심계항진과 정신건강

임상에서 심계항진을 호소하고 있는 환자들이 있다면 저자들이 지적하고 있는 것처럼, 심장질환이 우선 배제되어야 할 것입니다. 하지만 대부분은 심전도나 심초음파 검사 등에서 기질적인 문제를 찾지 못하고 한의원에 내원하는 경우가 많은데, 임상적 경험에 따르면 심계항진이 정신과적 원인에 의해 발생된 경우는 비교적 흔합니다. 이란에서 시행된 한 사례대조군연구에서는 심계항진을 호소하는 환자와 건강한 사람에서 정신질환에 대한 스크리

양약
우울
불면
신경증 · 불안
발달
부작용

시호가용골모려탕 ★★★

신경불안이 있어, 동계, 불면, 변비 등을 수반할 때에.

가미소요산 ★★★★

상열감이 있고, 어깨결림, 쉽게 피곤함, 정신불안이나 안절부절못하는 사람에게.

자감초탕 ★★★

감초가 들어가 있기 때문에 돈용(頓用)으로 하고, 장기간 복용하는 한약과 병용합니다.

이것 하나만!

동계(動悸)는 자각적인 동계와 빈맥으로 구분할 수 있습니다. 스트레스에서는 두 가지 동계가 모두 나타납니다. 스트레스 등의 심리적 이유로 동계가 발생하는 경우는 그 원인을 제거하는 것이 옳은 방식입니다. 하지만 그 이유가 생각나지 않는 경우(부인하고 있는 경우가 많음)나 이유가 있더라도 제거할 수 없는 경우에는 우선 한약을 시도합니다.

닝을 실시한 결과, 심계항진을 호소하는 사람들에서는 신체화, 불안, 사회적 기능장애(GHQ-28) 점수가 유의하게 더 높은 것으로 나타났습니다. 즉, 심계항진을 호소하나 기질적인 원인이 밝혀지지 않은 환자에서 이러한 정신과적 원인을 고려한다면 보다 효과적으로 이를 치료할 수 있다는 것입니다(Iran Red Crescent Med J. 2016).

First choice

잔뇨감

이것 하나만!

방광염일 때 항균제를 투여하면 신속하게 개선됩니다. 남성의 경우, 노화에 따른 전립선비대가 원인인 경우가 많은데, 성가신 것은 여성에 많은 신경인성방광이나 신경과활동성방광으로 부르는 것입니다. 심리적 긴장상태가 원인이 되는 경우가 많습니다. 한편, 그 원인을 특정할 수 없는 경우도 많기 때문에 대증요법으로 한약을 처방하는 경우도 있습니다.

한국 한의사를 위한 역자의 한마디!

항콜린제와 정신과

항콜린제는 요실금이나 요절박과 같은 비뇨기계 문제에서 다용되는 약제입니다. 이런 약물들은 무스카린 수용체에 결합하고, 아세틸콜린 신경전달을 차단하여 작용하는 메커니즘을 가지고 있는데요. 이런 약물을 과하게 복용하는 경우 '항콜린성 부담(anticholinergic burden)'이라고 하는 누적 영향이 증가하여, 환자의 인지기능과 신체기능에 악영향을 미치고 심지어 사망 위험도 증가시킬 수 있기 때문에, 이득과 위해를 고려한 약물처방이 필요합니다. 하지만 항콜린제는 비뇨기계 기능장애뿐 아니라, 소화성 궤양, 과민성대장증후군, 파킨슨병 등 다양한 의학적 상태에 사용되기도 하며, 신경정신과에서 사용하고 있는 향정신성 약물 중에는 항콜린성 효과를 가지고 있는 경우도 많습니다. 예를 들어, 삼환계 항우울제(amitryptiline, clomipramine, desipramine, imipramine), 항정신병약물(chlorpromazine, clozapine, fluphenazine, loxapine, olanzapine, perphenazine), 항간질제(carbamazepine,

팔미지황환 ★★★

가냘픈 타입으로 쉽게 피곤하고, 손발이 쉽게 차며,
소변량이 감소하거나 많은 사람에서의 배뇨곤란, 빈뇨에.

또는 우차신기환 ★★★

가냘픈 타입으로, 쉽게 피곤하나 위장장애는 없고,
소변량이 감소한 또는 많은 사람의 배뇨곤란, 빈뇨에.

저령탕 ★★★

배뇨이상이 있는 사람에. 배뇨곤란, 배뇨통, 잔뇨감, 빈뇨에.

이것 하나만!

야간 빈뇨는 수면을 방해하고, 불면증의 원인이 됩니다. 한편, 잠이 얕아서 잠에서 깨어 화장실에 가는 경우도 있습니다. 닭이 먼저인가, 달걀이 먼저인가 하는 논란처럼 보이지만, 제가 아는 사람이 조사한 데이터에 따르면 수면 상태가 나쁘기 때문에 야간에 화장실에 가는 일이 많아지는 것을 알 수 있었습니다. 야간 빈뇨인 분에게는 잠을 깊게 잘 수 있게 하는 개입을 해봅시다.

oxcarbazepine) 등이 높은 항콜린성 부담을 가지고 있는 것으로 알려졌습니다. 항콜린제의 부작용을 아래에 정리합니다(Front Neurosci. 2019). 비뇨기계 문제를 호소하며 정신과적 문제를 동반한 환자의 경우, 복용약물을 철저히 조사하여 항콜린성 부담의 위험성을 검토하고, 항콜린제의 부작용으로 일어나는 증상이 아닌지 평가할 수 있으며, 항콜린성 부담을 줄이기 위해 대안적 한약의 사용을 고려해볼 수도 있겠습니다.

1) 가벼운 또는 중간 수준의 항콜린 영향

신체 증상: 발한 감소, 시야 흐림, 변비, 입 마름, 피로, 동공산대, 빈맥/심계항진, 배뇨지연

신경정신과 증상: 나른함, 예민함, 흥분, 건망증, 인지기능장애, 주의력 저하, 안절부절못함

2) 심한 수준의 항콜린 영향

신체 증상: 울혈성 심부전, 분변매복/마비성 장폐색, 영양실조, 호흡기계 감염, 빈맥성 부정맥, 요폐/요로기계 감염, 심장발작

신경정신과 증상: 초조, 운동실조증, 환시, 섬망, 간질성 발작, 환각, 반사항진, 생체리듬 장애

칼럼 : 정신과에 있어서 한약치료의 고찰

시골의 종합병원 정신과의 봉직의인 저는 조현병부터 신경증, 불면증, 우울증, 치매, 식이장애 등 다양한 정신질환을 폭넓게 진료하고 있습니다. 진단 이후, 입원치료도 감안하면서, 외래중심으로 약물치료를 조절하고 있는데, 기본적으로 SSRI나 항정신병약 등 양약을 중심으로 합니다. 하지만 때로는 치매에 대해 억간산, 불면에 대해 산조인탕, 전환장애(conversion disorder)에 대해 반하후박탕, 피로 환자에 대해 육군자탕이나 십전대보탕, 갱년기 환자에 대해 당귀작약산이나 계지복령환, 하지 근경련에 대해 작약감초탕 등의 한약을 처방하는 경우도 있습니다. 또 이른바 부정수소로 분류되는 경우가 많은 복부 증상이나 자율신경계의 부조에 계지제나 시호제 등의 한약이 효과적인 경우도 있습니다.

환자의 특성에 따른 진단을 메인으로 하는 한방의 진단법은 정신과 진단에서도 통하는 것이 있지 않을까? 저는 이렇게 생각하고 있습니다. 심신 양면의 부조를 보이는 것이 정신의학에서 다뤄지는 질환에도 많으며, 또한 영상진단이나 채혈 등 검사결과에서 뚜렷한 이상이 나타나지 않는 호소도 증상으로 파악하여 치료 대상으로 삼는 등 정신의학과 한방에는 공통점이 있는 것 같습니다. 이른바 심신증이나 신체형 장애 등에 대하여 향정신약 사용이 곤란한 노인이나 암환자 등에게 좋은 적응이 될 것으로 생각합니다. 한약을 사용할 수 있게 된다는 것은 진찰의 도구들을 늘리는 것이라고 생각합니다.

—(익명A)

칼럼 : 때때로의 시련을 견뎌내고

중의학을 뿌리로 하는 화한(和漢), 이른바 한방의학은 난학(蘭學)과 융합되면서 일본의 의료에서 일정한 지위를 차지해온 역사가 있는 치료수단입니다. 그러나 의과 학생이나 초기 임상 레지던트들이 한방을 체계적으로 배울 기회는 거의 없었고, 이에 따라 그 교육을 받은 스텝(step)은 극히 적습니다. 더욱이 증(證)이라고 하는 인상진단(印象診斷)에 근거한 처방선택으로 인해 진단상의 편차가 크고 질 높은 중재연구도 한정되어 있기 때문에, 그 근거수준은 낮다고 하지 않을 수 없습니다. 이러한 배경으로부터 한방의학은 젊은 의사로부터 어쩌면 신뢰성이 낮은, 일종의 대체의료같이 보일 수도 있겠습니다. 생약에서 유래한 것이기 때문에 화합물보다 안전성이 높다는 홍보가 이루어지고 있으나, 감초에 의한 가성 알도스테론증이나 소시호탕에 의한 간질성 폐렴 등의 중대한 유해사건도 존재하기 때문에, 그 위해·이득이 충분히 이해되고 있는지 의문이 듭니다. 무라카미 하루키(村上春樹)는 그의 저서에서 '때때로의 시련'이라는 말을 사용하는데, 의약품에 대해서도 때때로의 시련을 견디어 현재까지 살아남는 것이 유효성을 하나하나 증명하는 것이라고 생각해볼 수도 있겠습니다. 하지만 객관성이 부족하다면 의사과학이 개입할 틈이 생깁니다. 약값이 저렴하고 연구를 시행할 경제적 뒷받침이 없기 때문에, 임상시험을 실시하기 어려운 측면도 있습니다. 하지만 한방의학의 발전과 올바른 이해를 위해서는 앞으로도 질 높은 연구를 거듭하는 것과 동시에, 한방의학 교육을 한층 더 충실하게 하는 것이 필수적이라고 생각합니다.

—(익명B)

어지럼증

부종

기립성 어지럼증

상열감·짜증

이것 하나만!

어지럼증을 일으키는 원인은 뇌, 내이, 신경 문제 등 다수가 있습니다. 따라서 우선 신경내과나 이비인후과에서 심각한 기질적 질환을 배제할 필요가 있습니다. 문제가 없더라도 곧바로 심리적인 것이라고는 단정할 수는 없습니다. 뇌졸중의 전구증상인 경우도 있어 신중한 경과관찰이 필요합니다. '현기증=정신과 문제'라고 간단하게 단정해서는 안 됩니다.

한국 한의사를 위한 역자의 한마디!

어지럼증과 정신과, 반하백출천마탕

어지럼증을 호소하며 내원한 환자나 진료하던 환자가 어지럼증을 호소하는 경우에 신경과, 이비인후과 등에서 기질적 질환이 배제되어야 합니다. 일차 의료에서 만날 수 있는 어지럼증 환자 중에서 가장 흔한 원인질환을 검토한 체계적 문헌고찰(31편 연구 검토)에 따르면 일차 의료기관에서 만날 수 있는 어지럼증의 가장 흔한 원인질환들은 다음과 같습니다(BMC Fam Pract. 2018). 말초 전정기관 문제(5.4~42.1%), BPPV(4.3~39.5%), 전정신경염(0.6~24.0%), 메니에르병(1.4~2.7%), 심혈관계 질환(3.8~56.8%), 신경학적 질환(1.4~11.4%), 심리적 원인(1.8~21.6%), 뚜렷한 진단 없음(0.0~80.2%).

반하백출천마탕 어지럼증 치료효과에 대해서는 이미 임상적 근거가 많이 축적되어 있습니다. 특히 뇌졸중을 예방한다거나, 고혈압을 개선시키는 효과 등이 보고되어 있어 심혈관계 건강에도 도움이 될 가능성이 시사됩니다.

진무탕 ★★★

어지럼증 외에 부종, 복통, 설사, 동계 등의 증상이 있는 경우에.

영계출감탕 ★★★

어지럼증 외에 동계가 있고 소변량이 감소하는 등의 증상이 있을 때에.

황련해독탕 ★★★

염증과 충혈로 인해 안색이 붉은 상열감이 있는 어지럼증. 갱년기장애의 상열감, 기분이 짜증나 있어 안정되지 않는 등에도 효과가 있습니다.

이것 하나만!

옛날에는 어지럼증을 수독(수분의 불균형)으로 여기고 치료했습니다. 수독의 특효약은 오령산과 진무탕입니다. 기립성 어지럼증이라고 하는 키워드에는 영계출감탕이 빈용됩니다. 이것은 돈복(頓服)으로도, 또는 수일 동안 복용하는 것으로도 좋아집니다. 한편, 황련해독탕은 황련과 황금을 포함한 사심탕으로, 차게 하는 이미지의 한약입니다. 따라서 상열감에 유효한 경우가 있습니다. —니미(新見)

관련 전임상근거: 항치매, 수면시간 연장, 진정, 장관 이완

임상근거

(1) 체계적 문헌고찰(27RCT): 척추기저동맥부전으로 인한 어지럼증에 대해 어지럼증약에 비해 임상적 효능이 높음($p=0.03$). 어지럼증약과 병용은 어지럼증약에 비해 유의하게 우수한 임상적 효능을 보이고($p<0.00001$), 뇌혈류속도(LVA, RVA, BA)를 개선시킴($p<0.00001$)(Complement Ther Med. 2017).

(2) 코호트 연구(대만): 15년의 추적관찰을 시행한 결과, 어지럼증(vertigo) 환자이면서 한약 치료를 받은 군(53,203명)은 한약치료를 받지 않은 군(59,201명)에 비해 뇌졸중 발생 위험이 유의하게 낮았음(adjusted HR=0.64; 95% CI=0.59−0.74). 자주 사용된 한약은 반하백출천마탕이었으며, 이 한약을 복용한 군의 뇌졸중 발생 위험이 유의하게 낮았음(adjusted HR=0.81; 95% CI=0.72−0.92)(J Ethnopharmacol. 2016).

두통

First choice

만성 두통

숙취에 의한 두통

이것 하나만!

뇌의 질환이나 기타 어떤 병이 원인이 되어 나타나는 두통에는 뇌종양, 지주막하 출혈이나 뇌경색 등의 뇌혈관장애 등에 의해 일어나는 것도 있습니다. 생명에 지장이 있을 수 있으므로, 이러한 두통의 경우 즉시 전문 의료기관에 가서 진찰받을 필요가 있습니다.

한국 한의사를 위한 역자의 한마디!

청상견통탕

청상견통탕은 두통에 대해서 고려해볼 수 있는 보험한약으로, 다른 한약들에 비해 많은 연구가 이루어진 처방은 아닙니다. 대만의 코호트 연구 결과에 따르면, 전체 편두통 환자 중 약 25%가 한약치료를 받았으며, 갈근탕(9.2%), 반하백출천마탕(6.6%), 보중익기탕(4.7%) 등 보험한약 56종에 포함되어 있는 한약들과 함께 청상견통탕(6.5%)도 자주 처방되는 한약이었습니다(평균 투여일수는 26.4일)(J Ethnopharmacol. 2014). 임상연구의 경우에도 혈관성 두통이나 편두통에 대하여 보고가 되고 있는 편이며, 긴장성 두통에 대해서는 2007년 국내에서 시행되었던 한방치료기술개발 사업에서 플라세보와 비교가 되었으나, 아쉽게도 유의한 차이를 보이지 못했습니다.

관련 전임상근거: 진통, 진경, 진정

임상근거

(1) 한국(보험한약-경방)-RCT: 긴장성 두통에 대해 투여 전에 비해 4주 동안 투여 후, 두통 일수, 두통 정도

양약
우울
불면
신경증 · 불안
발달
부작용

오수유탕 ★★★★

체력이 저하되어 있고, 손발이 찬 사람에.

조등산 ★★★★

중년 이후의 만성 두통, 이명, 고혈압에.

오령산 ★★★

삼차신경통에도.

이것 하나만!

오수유탕은 오심이나 구토를 수반하는 편두통에 대해 빈용되는 처방입니다. 또한, 두통뿐 아니라 냉증에 기인한 어깨나 목의 결림, 명치의 불쾌감 등이 있는 분들에게도 매우 추천합니다. 조등산은 만성 두통에 효과적인 처방으로 알려져 있으며, 어깨결림이나 고혈압, 신경증 등을 수반하는 두통에 처방됩니다.

(VAS), 두통 장애(Headache Disability Inventory), 두통 점수(Six point Likert Scale)가 유의하게 개선되었으나, 알고메터 평가에서는 유의한 개선이 없었고, 플라세보와의 비교에서도 모든 지표에 대해 유의한 차이가 발견되지 않았음. 다만, 플라세보에 비해 치료 후 12주 추적관찰 시점에서 전신 통증, 가슴 답답함, 권태감, 심계 및 불안, 정신적 피로 등의 증상을 더 개선하는 효과가 있었음(대전대학교 학위논문. 2009).

(2) 중국(탕제)−RCT: 경추성 두통에 대해 1개월 동안 투여 후, 양약(chlorzoxazone, ibuprofen)과 중성약(頚复康颗粒)에 비해 두통 정도(VAS)와 경추 가동범위에서 유의하게 더 효과적이었음. 또한 혈류 개선(right vertebral artery, left vertebral artery, basilar artery)이 유의하게 더 컸음(中医薬臨床雑志. 2017).

(3) 중국(탕제)−RCT: 편두통에 대해 4주 동안 투여 후, 한약군의 유효율(84%)이 nimodipine군의 유효율(64%)에 비해 유의하게 더 높았음. 양쪽 군 모두에서 오심, 구토, 어지럼증, 이명, 눈부심 증상이 개선되었음(実用中医薬雑志. 2014).

(4) 중국(탕제)−case series: 130명의 신경성 두통 환자에 대해 6~12일 동안 투여 후, 완전히 증상이 소실된 환자는 116명(89.23%)이었고, 나머지 환자들에서도 모두 호전을 보였음(甘粛中医. 2003).

이명

빙글빙글 회전

전신이 차다

이것 하나만!

이명은 노인에게서 자주 관찰됩니다. 그 대부분은 노인성 이명입니다. 여기에 효과적인 특효약은 없다고 합니다. 중노년 또는 보다 젊은 연령에서 이명이 나타나는 것이라면, 이비인후과에서 기질성 질환에 대한 검사를 받게 합시다. 이상이 없다면 심리적인 것이라고 생각할 수 있습니다. 한약이 직접적으로 이명에 효과가 있는 것은 아닐지도 모르지만, 사용해볼 만하다고 생각합니다.

한국 한의사를 위한 역자의 한마디!

이명과 정신건강

심리적 원인으로 인한 이명 여부와 별개로, 이명이 있는 환자들은 정신건강에서 이상을 보이는 경우가 많은 것 같습니다. 노르웨이에서 시행된 대규모 코호트 연구인 Nord-Trøndelag Health Study에 참여한 참가자들을 대상으로 이명이 있는 사람과 이명이 없는 사람 간의 정신건강 결과를 비교한 연구 결과가 발표되었는데, 그 분석에 따르면 이명이 있는 사람들은 이명이 없는 사람에 비해 불안과 우울이 유의하게 높았고, 자존감과 안녕(well-

오령산 ★★★

이명이나 빙글빙글 회전하는 듯한 어지럼증에.
소아부터 노인까지 폭넓게 사용할 수 있습니다.

당귀작약산 ★★★

전신이 차다고 호소하는 여성에.

이것 하나만!

저는 이명은 기본적으로 치료되지 않는다고 말합니다. 그리고 "한약을 먹으면 이명에 익숙해지게 되어 불쾌감이 상당히 줄어든답니다"라고 덧붙입니다. 치료의 문턱을 낮추는 것도 한약을 유용하게 사용하기 위해 필요한 지혜입니다. 서양의학으로 낫지 않는다고 포기하지 말고, 환자분에게 바짝 붙어 시간을 버는 사이에 더 이상 이명이 신경 쓰이지 않게 된다면 횡재라고 할 수 있겠습니다. —니미(新見)

being) 수준이 더 떨어졌다고 합니다(J Psychosom Res. 2010). 또한 92명의 이명 환자를 대상으로 한 연구에서는 17.4%가 우울(여성>남성)을 보였고, 22.8%가 불안(남성>여성)을 보인 것으로 나타난 등(Niger J Med. 2008), 이명 환자에게 정신건강 개선을 위한 접근은 그들의 고통을 줄이고 삶의 질을 개선할 수 있는 중요한 치료적 접근이라고 할 수 있겠습니다.

부인과

전전긍긍, 짜증

집요하게 호소할 때

월경전 불쾌장애

이것 하나만!

갱년기장애와 정신문제는 대개 겹칩니다. 특히 폐경기에는 여러 요인으로 인해 불안정해지고, 걱정이 많아지게 되어, 통상적인 항우울제를 투여 시 부작용의 호소가 강해집니다. 이런 경우 한약을 사용하면 탈락(drop-out)의 확률이 낮아집니다. 산부인과에 의뢰해도 결국에는 한약 치료를 받게 되는 것 같습니다.

한국 한의사를 위한 역자의 한마디!

시호소간산

시호소간산도 갱년기에 고려해볼 만한 보험한약입니다. 이 한약은 우울증에 대한 임상연구가 이미 다수 보고되어 있으며, 여성의 갱년기에서는 기능성 변비나 소화불량과 같은 위장관계 문제, 남성에 대해서는 성기능장애 등에 대한 연구가 있습니다. 특히 조루나 심인성 발기부전과 같은 남성의 성기능 이상에 관한 임상연구도 소수지만 보고되어 있고, 중국에서는 다기관 무작위 대조군 임상시험이 시행중입니다(Medicine(Baltimore). 2019).

관련 전임상근거: 항우울, 항불안, 분노억제, 항스트레스, 신경전달물질 조절(도파민, 노르에피네프린)

임상근거

(1)체계적 문헌고찰(42RCT): 우울증(MD=−1.59, 95% CI −2.82 to −0.37), 뇌졸중 후 우울증(MD=−4.20, 95% CI −6.20 to −2.19), 산후 우울증(MD=−4.10, 95% CI −7.48 to −0.72)에 대해 fluoxetine에 비해 우울 증상(HAMD)을 유의하게 더 개선하였고, 이상반응 발생은 더 적음(BMC Complement Altern Med. 2018).

(2) 중국(탕제)−RCT: 기울 체질 갱년기 여성에 대해 12주 동안 투여 후, 치료하지 않은 경우보다 estradiol, tes-

가미소요산 ★★★★

쉽게 피곤해지고 팔다리의 권태감, 어지럼증, 두통, 어깨결림에.

여신산 ★★★

상열감이나 어지럼증, 얼굴홍조에.

억간산가진피반하 ★★★★

갱년기장애, 자율신경실조증, 고혈압에.

이것 하나만!

여성으로서의 곤란함에는 우선 당귀작약산, 그다음이 계지복령환 차례입니다. 호소가 많을 때에는 가미소요산의 독무대입니다. 가미소요산은 1년 이상 사용합니다. 환자분이 약을 바꾸길 희망한다면 여신산, 억간산 또는 시호가용골모려탕 등으로 변경하지만, 효과가 없다면 다시 가미소요산을 처방합니다. 어쨌든 기본은 가미소요산의 장기투여입니다.

—니미(新見)

tosterone을 유의하게 증가시키고, FSH, LH를 유의하게 감소시켰음(福建中医薬大学学報. 2014).

(3) 중국(탕제)–RCT: 갱년기증후군과 기능성 변비가 있는 여성에 대해 deanxit와 8주 동안 병용 후, macrogol 4000 powder와 deanxit를 병용한 것에 비해 변비 증상뿐 아니라, 우울, 불안, 식욕감소 등의 증상 개선효과가 유의하게 더 뛰어났음(湖北中医薬大学 학위논문. 2010.)

(4) 중국(탕제)–RCT: 갱년기증후군과 기능성 소화불량이 있는 여성에 대해 deanxit와 8주 동안 병용 후, domperidone과 deanxit를 병용한 군(88.3%)에 비해 총유효율(소화기 증상)이 유의하게 더 높았음(95.0%).

(5) 중국(탕제)–RCT: 남성 조루에 대해 시호소간산+dapoxetine, dapoxetine, 또는 시호소간산을 4주 동안 투여 후, 총유효율은 각각 77.4%, 57.6%, 46.9%였으며, 병용투여가 dapoxetine 또는 시호소간산 투여에 비해 남성성기능(CIPE–5)과 질 내 삽입 후 사정까지의 시간을 유의하게 더 개선했음(中医学報. 2017).

(6) 중국(탕제)–case series: 88명의 발기부전 환자에 대해 6개월 동안 투여 후, 성교 성공률 80% 이상인 경우가 52.3%, 40–60%인 경우가 27.3%, 30% 미만인 경우가 9.0%, 효과가 없는 경우가 11.4%로, 총유효율이 88.% 였음(四川中医. 1996).

생리전의 짜증

근육질

호르몬 균형

분노에는

이것 하나만!

생리전의 짜증은 월경전증후군이라고도 불립니다. 대처법으로서 사용되는 저용량의 피임약은 여성호르몬을 함유하고 있어 생리를 조절하고 배란을 멈출 수 있습니다. 저용량 피임약으로 호르몬 균형을 잡게 되므로, 프로게스테론도 과잉해지지 않고, 월경전증후군 증상도 가라앉게 됩니다. 먹기 시작한 후 첫 생리까지의 기간 동안 효과를 실감하는 여성이 많습니다.

한국 한의사를 위한 역자의 한마디!

시호소간산

갱년기뿐 아니라, 월경과 관련된 문제에도 시호소간산은 월경전증후군의 불안과 우울 등의 정신증상과 일부 신체증상을 개선하기 위한 목적으로 활용될 수 있습니다.

관련 전임상근거: 항우울, 항불안, 분노억제, 항스트레스, 신경전달물질 조절(도파민, 노르에피네프린)

임상근거

(1) 중국(탕제)-RCT: 월경전증후군에 대해 2개월 동안 투여 후, doxepin+oryzanol에 비해 월경전증후군 개선

여신산 ★★★
불안이나 불면, 어지럼증, 상열감에.

가미소요산 ★★★★
기분의 침체, 불면증, 냉증이나 부종에.

억간산 ★★★★
짜증이나 불면, 불안이나 상열감에.

이것 하나만!

저용량 피임약을 먹을 수 없는 경우나, 피임약을 복용하는 것에 거부감이 있는 경우에는 한약도 추천합니다. 저용량 피임약처럼 즉효성은 없지만, 체질을 개선하면서 월경전증후군의 증상을 완화시킬 수 있습니다. 한약으로 효과를 느낄 수 있게 되기까지는 수 주일에서 1개월 이상 걸리기도 합니다.

(유효율)이 유의하게 더 뛰어났으며, 불안(HAMA) 감소 효과가 더 컸음(基層医学論壇. 2014).

(2) 중국(탕제)-RCT: 월경전증후군에 대해 2개월 동안 투여 후, doxepin+oryzanol에 비해 불안(HAMA, SAS)과 우울(SDS) 개선이 유의하게 더 뛰어났음(世界中医薬. 2010).

(2) 중국(탕제)-RCT: 월경전증후군에 대해 3개월 동안 투여 후, medroxyprogesterone acetate tablet+vitamin A, B6+oryzanol+hydrochlorothiazide tablet을 투여한 군(70.0%)에 비해 총유효율(93.3%)이 유의하게 더 높았으며, 두통, 부종, 구강미란, 번조 증상에 대해서는 80% 이상의 유효율, 유방창통에 대해서는 90%의 유효율, 그리고 발열에 대해서는 100%의 유효율을 보였음(浙江中西医結合雑志. 2008).

하지 근경련

First choice

위 처방을 통해 어느 정도 좋아졌다면

이것 하나만!

하지 근경련으로 쥐가 나는 '종아리'에서는 급격한 경련에 의해 강한 통증이 생기는 것이 특징입니다. 원인은 여러 가지를 생각해볼 수 있지만, 근육 피로에 의한 노폐물의 축적, 전해질의 불균형, 온도 변화에 의한 근육 자극 등이 주된 원인으로 여겨지고 있습니다.

한국 한의사를 위한 역자의 한마디!

하지근경련의 flag sign

하지근경련, 특히 급격한 근육 경련을 호소하는 환자에게 작약감초탕은 효과적인 처방입니다. 하지만 기저질환이 있을 가능성도 있기 때문에, 특히 근경련 노인 환자의 경우에 진단검사의 필요성을 시사하는 징후를 알아두는 것이 필요합니다(J Korean Geriatr Soc. 2013).

작약감초탕 ★★★★

근육의 급격한 경련을 수반한 통증에.

팔미지황환 ★★★

감초가 함유되어 있지 않기 때문에, 장기간 복용할 수 있습니다.

이것 하나만!

감초의 효과는 몸의 통증을 가라앉히는 '진통', 경련을 가라앉히는 '진경', 기침을 진정시키는 '진해', 담을 삭이는 '거담', 해독, 항염증, 항바이러스 등 다양합니다. 또 갑작스러운 설사·복통·식욕부진 등에도 사용되어, 최근 다시 주목을 받고 있습니다.

(1) 매우 약한 강도의 운동에서의 발생유무, (2) 쉬고 있는 경우에서의 발생유무, (3) 감각이상 및 근력약화의 동반유무, (4) 모든 운동 활동에서의 발생유무, (5) 수동적 스트레칭을 통한 완화유무, (6) 근경련의 가족력 유무, (7) 운동선수의 경우 운동을 위한 약복용의 유무, (8) 운동 후 검은색 소변의 동반 유무, 이 중에서 한 개라도 이상이 있는 경우, 감별진단을 위한 검사 권고.

간대성근경련(myoclonia)

First choice

효과가 없다면

이것 하나만!

간대성근경련은 자신의 의지와 무관한 운동이 발생하는 불수의운동의 한 종류입니다. 건강한 사람이라도 자고 있을 때에 갑자기 몸이 움찔거리는 일은 발생하는데, 이것은 생리적 간대성근경련이라고 합니다. 간대성근경련은 자극 없이도 발생하는 것과, 촉각 또는 청각 등의 자극으로 유발되어 발생하는 것이 있습니다.

한국 한의사를 위한 역자의 한마디!

작약정과 감초정의 비율

한국에서도 보험용 한약제제의 제형이 다변화됨에 따라 작약정과 감초정 등 단미엑스정제나 연조엑스를 편리하게 이용할 수 있게 되었습니다. 작약과 감초는 가장 많이 사용되는 보험한약 단미엑스이기도 한데요. 일본에서 시행된 연구 중, 이 2가지 약재의 배합비에 따라 동물의 위장 연동운동을 억제하는 효과의 차이가 있는지 여부를 조사한 흥미로운 실험이 있습니다.

맥문동탕 ★★★
가래를 끊기 힘들고, 때때로 심하게 기침을 하며,
인두의 건조감이 있을 때.

작약감초탕 ★★★
근육의 급격한 경련을 동반하는 통증에.

또는 억간산 ★★★
흥분 또는 신경이 곤두설 때.

이것 하나만!

맥문동탕은 물기를 더하는 효과가 있습니다. 쇼그렌증후군에도 사용합니다. 억간산은 창출, 복령, 천궁, 당귀, 조구등, 시호, 감초로, 당귀작약산은 창출, 복령, 천궁, 당귀, 작약, 택사로 구성됩니다. 이 2개의 구성생약은 상당히 비슷합니다. 구성생약에 흥미를 가지면 이것저것 발견하게 되고, 조예가 깊어집니다. 그리고 처방의 선택지도 늘어납니다.

—니미(新見)

연구진은 감초 100에 대한 작약의 비율을 100, 75, 50, 25, 0으로 다르게 조합한 결과, 작약과 감초의 비율이 1:1로 배합되었을 때 가장 큰 항-연동운동 효과를 보였다고 합니다(J Tradit Med. 2007).

피로

허약체질

위장이 약한 사람

병후·수술 후의 체력저하

무감동증(apathy)(무기력)

이것 하나만!

피로는 통증이나 발열과 함께 신체의 3대 알람(alarm)으로서 건강을 유지하는 데 중요한 사인 중 하나입니다. 피로는 과도하게 신체를 움직여서 발생하는 육체적 피로와, 스트레스 등으로 인해 발생하는 정신적 피로가 있습니다. 우선, 영양가 있는 식사를 하고 수면을 충분히 취해 규칙적인 생활습관을 갖는 것이 피로회복에 중요합니다.

한국 한의사를 위한 역자의 한마디!

보중익기탕

보중익기탕은 피로 상태 개선에 다용되는 한약입니다. 이 한약은 만성피로증후군에서 암-관련 피로에 이르기까지 다양한 스펙트럼의 상태에서 항피로 효과를 기대할 수 있으며, 노인과 같이 면역기능이 약한 환자들에서는 면역기능 개선 효과도 기대해볼 수 있겠습니다.

관련 전임상근거: 항불안, 항스트레스, 항우울, 진통, 진정, 신경세포 보호, 위보호, 장 운동성 개선, 만성피로 회복, 운동피로 회복, 해열

임상근거

(1) 중국(탕제)-RCT: 만성피로증후군에 대해 1개월 투여 후, oryzanol+nitrazepam+중약 자오가편(刺五加

보중익기탕 ★★

위장의 기능이 약해져, 쉽게 피로해지는 허약체질, 피로권태에.

향소산 ★★

허약하여 위장이 약한 사람에게, 감기에 걸린 초기에도.

십전대보탕 ★★★

식욕부진, 냉증, 빈혈에.

인삼양영탕 ★★★

허약한 사람의 병후·수술 후의 체력저하, 피로권태, 빈혈에.

이것 하나만!

피로를 개선하는 목적의 한약으로 대표적인 것은 보중익기탕입니다. 나른함, 기력이 나지 않음, 식욕이 없음 등의 상태에 사용합니다. 기력 뿐 아니라 체력도 회복시켜줍니다. 노화에 따른 쇠약, 더위를 먹거나 병후의 회복기에도 빈용합니다. 피부가 거칠어지거나 체중이 감소했을 때에는 십전대보탕을 사용합니다. 인삼양영탕을 사용하는 경우도 있습니다.

片)+multivitamin투여군(32.15%)보다 총유효율(80%)이 유의하게 더 높았음(安徽中医学院学報. 1997).

(2) 중국(탕제)-RCT: 뇌졸중 후 피로에 대해 4주 동안 재활치료와 병용 후, 재활치료만 시행한 것에 비해 피로(FSS), 불안(HAMA), 우울(HAMD) 정도가 유의하게 더 개선됨(中華中医薬学刊. 2017).

(3) 중국(탕제)-RCT: 암성 피로(비소세포폐암)에 대해 일반적 관리(지해평천 등)와 14일 동안 병행 후, 일반적 관리만 시행한 경우에 비해 피로(PFS)와 삶의 질이 유의하게 더 개선됨(光明中医. 2018).

(4) 일본(엑기스제)-CCT: 피로 또는 위약감을 호소하는 노인에게 4개월 이상 보중익기탕을 투여하거나, 식욕부진을 호소하는 노인에게 같은 기간 안중산을 투여한 결과, 양 군에서 모두 투여 30일과 120일 후에 면역기능 지표(NK세포 활성 증가)에서 개선을 보였음. 또한 보중익기탕군에서는 투여 30일과 120일 후에 면역활성에 관여하는 IFN-γ 혈청 수준이 유의하게 증가됨(Int Immunopharmacol. 2004).

틱

안면의 경련

짜증

돈용(頓用)

이것 하나만!

틱은 본인의 의사와는 관계없이 갑자기 불규칙하게 몸의 일부가 빠르게 움직이거나 발성을 반복하는 상태로, 심리적인 스트레스나 유전자 및 뇌의 기능장애가 틱의 발병에 관여하는 것으로 알려져 있습니다. 어린이들에게 많고, 목 움찔거림·눈 깜빡임·얼굴 찡그림, 기침 등이나 의미가 불명확한 발언, 욕설을 보일 수 있습니다. 많은 경우, 틱은 아이들이 성장함에 따라 함께 개선됩니다.

한국 한의사를 위한 역자의 한마디!

시호계지탕

시호계지탕은 항-경련, 항-발작 특성이 있어 간질에도 고려될 수 있음을 앞서 소개하였습니다. 한편, topiramate이나 levetiracetam과 같은 항경련제도 뚜렛증후군 치료에 고려됨을 감안할 때, 비슷한 의미로 시호계지탕이 틱장애에 고려될 수 있지 않을까 생각합니다.

관련 전임상근거: 항-경련, 항-발작, 진통, 스트레스에 대한 위점막 보호, 항우울

억간산 ★★★

틱 증상으로 나타나는 안검이나 안면의 경련,
손발의 경축(痙縮) 등에.

감맥대조탕 ★★

신경흥분이 현저하고, 사소한 일로 짜증이 나거나,
이것이 심해져 경련증상을 일으키는 등에.

작약감초탕 ★★★

틱 증상으로 나타나는 발작성 연축에 돈복(頓服)으로 사용합니다.

이것 하나만!

뚜렛증후군은 다양한 운동틱과 1개 이상의 음성틱이 장기간 지속되어 나타나는 틱장애입니다(진단기준). 일과성 틱장애부터 뚜렛증후군까지 모두 틱장애라고 할 수 있지만, 중증도에는 차이가 있습니다. 한약은 마음을 진정시키고 조절기능을 높여 줍니다. 스트레스로 흥분된 신경과 기분을 진정시켜 증상을 완화시킵니다.

임상근거

(1) 중국(탕제)−CCT: 뚜렛증후군에 대해 12주 동안 투여 후, haloperidol에 비해 틱증상(YGTSS)이 유의하게 더 감소되었고, 이상반응 발생은 7.5% 대 50%로 크게 적었음(中国医薬導刊. 2015).

(2) 중국(탕제)−RCT: 뚜렛증후군에 대해 8주 동안 투여 후, tiapride hydrochloride tablet을 투여한 군(72%)에 비해 총유효율(96%)이 유의하게 더 높았음(中国農村衛生. 2019).

(3) 중국(탕제)−RCT: 뚜렛증후군에 대해 8주 동안 투여 후, tiapride에 비해 틱증상(YGTSS)이 유의하게 더 감소되었고, 이상반응 발생도 0% 대 36.67%로 크게 적었음(四川中医. 2015).

자폐스펙트럼장애(ASD)

짜증 · 경기(驚氣)

신경과민

패닉

이것 하나만!

발달장애는 뇌의 어떠한 기능부전으로 인한 선천성 장애입니다. 발달장애의 증상은 다양하고, 개인차도 크기 때문에 언뜻 보기에는 알아차리기 힘든 경우도 있습니다. 학습장애(LD)·주의력결핍 과잉행동장애(ADHD)·자폐스펙트럼장애·뚜렛증후군·말더듬증 등이 포함됩니다. 여러 장애가 동시에 발생하는 경우도 있어 조기에 알아차리는 것이 어렵습니다.

한국 한의사를 위한 역자의 한마디!

이중탕 등

자폐스펙트럼장애 환자의 여러 신체증상과 정신증상에 따라 대증요법 개념의 한약치료가 고려될 수 있을 것입니다. 대한한방소아과학회에서 개발하고 있는 자폐스펙트럼장애에 대한 한의표준임상진료지침(2017 예비인증본)에서는 행동교육치료에 병행하는 일차선택 한약으로 가미온담탕, 이중탕, 인화탕을 제시하고 있으며 유의한 효과를 보기 위해서는 3개월 이상의 치료가 필요하다고 기술하고 있습니다.

억간산 ★★★★
경련·손발의 떨림·야제증에.

억간산가진피반하 ★★★
불안·짜증에.

시호가용골모려탕 ★★★
불안·불면·틱에도.

이것 하나만!

발달장애 환자는 집착심이 강해서 예상치 못한 일이 발생하면 패닉 상태에 빠지거나 화를 내곤 합니다. 그때 약물로 표면적인 증상을 조절할 수 있습니다. 일반적으로 리스페리돈이나 아리피프라졸 등의 항정신병약을 소량 사용하지만, 아이에게 항정신병약을 먹이고 싶지 않다거나, 부작용이 걱정된다고 하는 부모님들에게는 한약이 좋은 적응이 됩니다.

이 중에서 이중탕은 보험한약에 포함되는 처방입니다. 이 외에 임상례나 임상실태조사를 기반으로 고려할 수 있는 한약으로는 대시호탕, 억간산, 육미지황탕, 팔진탕, 시호가용골모려탕, 온담탕, 귀비탕, 보중익기탕, 소요산, 황련해독탕이 제시되고 있는데, 이 중에서 임상에서의 판단에 따라 대시호탕, 팔물탕, 보중익기탕, 황련해독탕 등의 보험한약을 고려해볼 수 있겠습니다.

주의력결핍 과잉행동장애(ADHD)

First choice

흥분

과잉행동이 없음

이것 하나만!

양약은 유효율이 높지만, 식욕감퇴·두통·복통·불면과 같은 부작용이 나타날 수 있습니다. 또한 일부 양육자들 중에는 양약에 대해 저항감 및 아이들에게 정신과 약을 먹인다는 죄책감을 느끼고 있기도 합니다. 장기 복용에 의한 의존성이나 성장에 대한 영향을 걱정하는 양육자들도 있습니다. 이런 경우 양약을 필요 최소량으로 사용하기 위해 한약을 병용하기도 합니다.

한국 한의사를 위한 역자의 한마디!

ADHD 환아와 보호자의 우울

ADHD가 있는 아동을 진료실로 데리고 오는 보호자들에서는 우울 증상이 적지 않게 관찰됩니다. 연구에 따라 최대 37%의 부모에서 우울 증상이 나타날 정도로 보호자의 우울은 흔하게 발견되며, 부모의 우울은 자녀들의 정서적 기능, 대인관계 기능, 인지적 기능에 부정적인 영향을 미칠 수 있습니다.

억간산 ★★★★
경련·손발의 떨림·야제증·경기(驚氣)에.

감맥대조탕 ★★★
흥분이 두드러지고 짜증을 내고 있는 아이에게.

소건중탕 ★★★
얌전하나 끈기가 없는 아이에게도.

이것 하나만!

성인의 ADHD에서는 2가지 가능성을 생각하게 됩니다. 우울 상태인 사람에서 나타나는 증상 중 하나로, ADHD 유사 증상(집중곤란 및 부주의)이 발생하여 오진된 케이스. 다른 하나는 경증 ADHD로 학창 시절에는 보호적인 환경에서 어떻게든 적응을 해왔지만, 사회인이 된 환경에서는 적응할 수 없게 되어 ADHD 증상이 드러난 경우. 감별이 어려우므로 전문가의 진료가 필요합니다.

또, 부모의 우울 증상 변화가 자녀의 ADHD 증상의 증감과 관련되어 있다는 종적 상관관계도 보고된 바 있으므로(J Dev Behav Pediatr. 2018), ADHD 환아를 진료할 때는 보호자의 우울 증상도 잘 평가하여 관리대상으로 고려하도록 합시다.

약인성 구갈

다음, 다뇨

피로감, 잔뇨감

소변량이 적음

이것 하나만!

항불안제, 항우울제 부작용에 의한 항콜린성 구강건조로 고생하는 환자들을 꽤 많이 볼 수 있습니다. 일상적으로 자주 처방하는 항불안제에서도, 2~3제의 병용으로 인해 상당한 구갈이 발생하는 것은 흔한 일입니다. 시판되는 구강케어제품도 추천됩니다. 스프레이 타입은 1.5시간, 젤 타입은 5~8시간 정도 효과가 지속되는 것 같습니다.

한국 한의사를 위한 역자의 한마디!

노인의 약물복용과 구강건조증

임상에서 노인 환자분들을 진료하다 보면, 구강건조를 호소하시는 분들이 상당히 많은 것 같습니다. 물론 노인성 변화로 인해 구강건조가 발생한 경우도 있지만, 상당수에서는 복용 중인 약물의 부작용이 구강건조의 원인이 되기도 합니다. 1990년부터 2016년까지 발표된 연구를 종합한 체계적 문헌고찰 결과에 따르면, 60세 이상 노인에서 부작용으로 구강건조를 유발할 가능성이 가장 높았던 약물은 비뇨기과 약물, 항우울제, 정신억제제 순이었습니다.

백호가인삼탕 ★★★★

옛날의 당뇨병약입니다.

육미환 ★★★

몸에 열이 오름, 상열감 등에도 효과가 있습니다.

오령산 ★★★

수양성 설사, 급성 위장염, 더위먹음, 두통, 부종, 숙취에도 좋다고 합니다.

이것 하나만!

다음증(多飲症)이란 물을 마시는 것을 도저히 멈출 수 없게 된 병태를 말합니다. 정신과에 장기간 입원 중인 환자의 20% 내외에서 일어나는 것으로도 알려져 있습니다. 급박하게 많은 양의 음수는 물중독(water intoxication)으로 진행되어 저나트륨혈증에서 뇌부종에 이르기까지 증상을 발생시키며, 죽음에 이르게 할 수도 있습니다. 이것은 정신증상일 때도 있지만, 향정신약의 부작용에 의한 약인성 구갈이 원인이 되기도 합니다.

특히 요실금에 사용되는 약에서 부작용으로 구강건조를 유발할 가능성이 가장 높았는데, 플라세보에 비하면 약 6배나 그 위험이 높았다고 합니다(J Am Geriatr Soc. 2018). 이러한 약인성 구강건조증에 한약의 효과를 직접적으로 평가한 임상시험은 드물지만, 일본에서 발표된 논문 중 치과치료에서 한약을 소개하는 자료에 따르면, 구강건조증에 가장 자주 사용되는 한약 5가지는 맥문동탕, 백호가인삼탕, 오령산, 팔미지황환, 보중익기탕이었다는 것을 참고해볼 만합니다(Jpn Dent Sci Rev. 2018).

First choice

육군자탕 복용으로
속이 불편함

이것 하나만!

SSRI 복용으로 오심·구토, 설사, 식욕부진 등 소화기계 증상이, 특히 복용 다음 날부터 1주일 사이에 많이 나타납니다. 그 이후로는 소실되는 경우가 많지만, 어느 정도 지속해도 증상이 가라앉지 않은 경우에는 약물치료를 지속하기 어렵습니다. SSRI를 가능한 한 소량부터 시작하면 소화기계 증상을 줄일 수 있습니다.

한국 한의사를 위한 역자의 한마디!

반하사심탕

반하사심탕도 소화기계 문제의 해결을 위해 고려해볼 수 있는 보험한약입니다. 앞서 이 한약을 위장 트러블에 굉장히 좋은 효과를 보이는 한약으로 소개드렸는데요. 이 한약은 동물실험에서 항불안이나 항우울과 같은 정신과 관련 효능이 보고되기도 했으며, 구내염, 구토, 역류성 식도염, 위염, 위궤양, 기능성 소화불량, 십이지장 손상, 대장염, 궤양성 대장염, 설사에 이르기까지 넓은 스펙트럼의 위장관 문제에 대한 실험적 근거가 있습니다. 임상적 활용에서 육군자탕과의 차이를 가늠할 수 있는 흥미로운 연구도 보고되어 있어 참고할 만합니다.

관련 전임상근거: 항불안, 항우울, 항구토, 위장보호, 위장염 개선, 장운동성 개선

임상근거

(1) 체계적 문헌고찰(14RCT): 항암화학요법으로 인한 증상에 대해 오심, 구토, 설사와 같은 항암치료 부작용을 개선하는 것으로 보고되고 있었으며, 일부 연구들에서는 예방적 효과도 보고되었음(J Int Korean Med. 2019).

(2) 중국(탕제)-RCT: 불안과 우울을 수반하는 역류성 식도염에 대해 mosapride, omeprazole, deanxit와 반하

육군자탕 ★★★

SSRI의 부작용에 의한 소화기계 증상에 효과적입니다.

사군자탕 ★★

반하가 들어 있지 않은 사군자탕은 육군자탕을 복용할 수 없는 환자에게 추천됩니다.

이것 하나만!

육군자탕에는 위를 넓혀서, 위 내에 음식물이 모일 수 있게 하거나, 위에서 십이지장으로 보내는 작용을 촉진하는 효과가 인정되어, 기능성 소화불량의 치료에서 유용한 한약으로 주목받고 있습니다.

사심탕+시호소간산을 8주간 병행한 결과, 양약치료만 시행한 경우(89.5%)에 비해 총유효율(92.3%)이 유의하게 높았고, 역류성 식도염 중증도가 감소했으며, 개별 증상으로 신물 올라옴, 속쓰림, 흉골부 통증, 번조이노, 흉협창만, 상복부 창만, 트림, 조기 포만감 등의 개선이 유의하게 더 컸음(湖南中医雜志. 2018).

(3) 일본(과립제)−CCT: 위암으로 위절제술을 받고 소화기 증상이 있는 환자에게 증(證)을 고려하지 않고 육군자탕 또는 반하사심탕을 4주 동안 투여한 결과, 식욕부진은 반하사심탕 투여군에서 더 빠른 개선을 보였으나, 치료 종료시점에서 양 군은 유사한 정도의 개선을 보였음. 속 불편감과 속쓰림도 양 군에서 유사한 정도의 개선을 보였음. 오심과 구토는 반하사심탕 투여군에서 더 빠른 개선을 보였으나, 치료 종료시점에서는 육군자탕이 더 큰 개선을 보였음. 반하사심탕군에서는 오심·구토, 식욕부진, 속 불편감, 복부 팽만감, 심와부 통증, 복명이 빠르게 소실된 것(평균 10~18일)으로 나타났으며, 대부분의 증상에서 육군자탕에 비해 조기개선을 보였음. 전반적으로 반하사심탕은 비만도가 보통, 체표면적이 중간, 위암으로 부분절제술을 시행한 경우에 효과적. 육군자탕은 비만도가 적고, 체표면적이 적으며, 위암으로 전절제술을 시행한 경우에 효과적인 경향이 있었음(日本消化器外科学会雑誌. 1995).

약인성 변비①

First choice

돈용(頓用)

이것 하나만!

항정신병약이나 항우울제를 복용하여 변비가 발생하는 경우를 많이 볼 수 있습니다. 게다가 항파킨슨제를 병용하는 경우도 많기 때문에, 정신과 치료에 있어서 변비의 빈도는 매우 높아지게 됩니다. 한약은 어느 약제들과도 병용이 가능합니다. 최근에는 양약 중에서도 뛰어난 약제가 등장하고 있어, 선택지가 늘어났기 때문에 좋은 상황이라고 할 수 있습니다.

한국 한의사를 위한 역자의 한마디!

수면제와 변비

변비는 매우 흔하며, 많은 약물들의 부작용으로 인해 발생될 수도 있습니다. 특히 오피오이드 제제나 항콜린제와 같은 약물로 인한 부작용이 잘 알려져 있지만, 수면제 복용과의 관련성도 일부에서 보고되고 있습니다. 일본 산업의과대학 연구팀에서 이와 관련된 보고를 지속적으로 해오고 있는데요. 가장 최근에 발표한 연구에서는 오피오이드를 복용하지 않으면서 변비가 있는 환자 73명과 변비가 없는 환자 178명을 비교한 연구 결과, 여성일 경우와 함께 수면제를 사용할 경우가 변비와 유의하게 관련되는 것(OR: 3.98, 95% CI: 1.40–11.28)으로 나타났습

대건중탕 ★★★★

본래의 장의 움직임을 되찾아주는 한약입니다.

대황감초탕 ★★★★

내성이 발생하기 쉬운 한약으로 돈용(頓用)으로 사용합니다.

이것 하나만!

대건중탕은 복통이나 복부가 땅기는 것을 완화하고, 또한 몸을 따뜻하게 하여 위장상태를 좋게 합니다. 체력이 없고 냉증이 있어, 배탈이 나기 쉬운 사람에게 적합한 처방입니다. 위장 수술 후에도 이용됩니다.

니다. 구체적인 약물 유형에서는 zolpidem이나 zopiclone과 같은 비-벤조디아제핀 약물보다는 벤조디아제핀을 복용하고 있는 경우의 비율이 높았습니다(J UOEH. 2019). 이러한 결과는 이 팀이 이전에 시행했던 연구들에서도 발견되어 왔습니다(Yakugaku Zasshi. 2011). 한 가지 이런 관련성을 설명할 수 있는 메커니즘으로는 수면제가 항콜린 및 근이완 효과에 기반하고 있다는 것인데, 앞으로 추가적인 연구가 더 필요해 보입니다.

약인성 변비②

염소똥 같은 대변

짜증

이것 하나만!

대건중탕은 변을 부드럽게 하는 이미지로, 장폐색증(ileus) 방지에 빈용됩니다. 사하작용이 있는 대표적인 생약은 대황으로, 대황감초탕, 윤장탕, 마자인환에는 모두 대황이 함유되어 있습니다. 또한, 사하작용을 증강시키기 위해 대황에 망초를 더할 수 있습니다. 이런 한약들을 승기탕류라고 칭하며, 여기에는 도핵승기탕, 대승기탕, 조위승기탕 등이 포함됩니다.

—니미(新見)

한국 한의사를 위한 역자의 한마디!

도인승기탕(도핵승기탕)

한국 보험한약에서는 정신과 임상에서 변비 해결을 위해 도인승기탕을 고려해볼 수 있을 것 같습니다. 정신과 입원환자를 대상으로 한 변비 증상 개선 연구가 소수 존재하며, 대부분의 연구들은 수술이나 골절 후에 발생한 변비(어혈 관련성)에 초점을 맞추고 있습니다. 또한, 소수이지만 조현병에 대한 임상연구가 있는 것이 흥미로운데, 임상에서 조현병 치료에 사용되는 clozapine 등의 약물이 부작용으로 변비를 유발할 수 있음을 감안할 때, 조현병 환자에서 나타나는 약물 부작용이나 대사적 결과를 개선하기 위한 목적으로 고려해볼 수도 있겠습니다.

관련 전임상근거: 어혈병태 개선, 장점막 보호, 위운동성 개선, 항당뇨, 혈당 강하

윤장탕 ★★★

피부가 건조한 사람에게도.

또는 마자인환 ★★★

몸에 윤기가 부족하기 쉬운 때에.

도핵승기탕 ★★★

정서가 불안정하거나, 물건을 던지거나, 가족과 갈등이 있거나, 충동구매를 해버리는 등의 여성에.

이것 하나만!

변비가 낫지 않을 경우에는 꼭 복부 X-ray를 촬영합시다. 본인은 변비를 호소해도 실제로는 대변이 대장에 별로 존재하지 않을 때도 있습니다. 또한 회맹부의 변이 깨끗하게 없어져 있는 경우나, 변으로 인해 확장된 장관이 본래의 크기로 되돌아가 있는 경우도 있습니다. 환자분의 호소를 그대로 받아들이면 정확한 정보를 얻지 못할 수 있으니 주의가 필요합니다.

—니미(新見)

임상근거

(1) 중국(탕제)-RCT: 정신과에 입원하고 있는 중증정신장애가 있는 변비 환자에 대해 2주 동안 기존 정신과 약물치료와 병용한 후, 기존 정신과 약물 치료만을 실시한 경우에 비해 변비증상(PAC-SYM), 불안(SAS), 우울(SDS)에서의 개선이 유의하게 더 효과적이었음(航空航天医学雜志. 2019).

(2) 중국(탕제)-RCT: 조현병 양성증상을 보이며 당 조절장애가 있는 환자에 대해 3개월 동안 clozapine 또는 olanzapine에 도핵승기탕+육미지황탕을 병용한 후, 기존 정신과 약물 치료만을 실시한 경우에 비해 공복혈당, 식후 2시간 혈당, 공복 인슐린, 인슐린분비지수, 인슐린민감성지수, 인슐린저항성지수 개선에서 유의하게 더 효과적이었고, 이상반응 발생률은 43.14% 대 21.82%로 유의하게 더 적었음(新中医. 2012).

살을 빼고 싶은 사람

복부비만

살이 물렁물렁하고 통통함

이것 하나만!

정신과에서는 약의 부작용으로 체중증가가 나타날 수 있습니다. 항정신병약을 비롯하여, 항우울제, 항전간제에서도 체중증가가 발생할 수 있습니다. 가장 중요한 것은 식사제한과 적당한 운동입니다. 방풍통성산은 보조적으로 사용되어야 한다고 생각합니다.

한국 한의사를 위한 역자의 한마디!

마황과 정신과

방풍통성산의 주요 구성약재이기도 한 마황은 체중감량을 위해 다용되는 한약재입니다. 정신과 임상에서는 마황이 포함된 한약을 사용함에 있어 주의가 필요합니다. 이 약재의 주요 활성성분인 에페드린은 혈액뇌장벽(BBB)를 빠르게 통과할 수 있으며, 도파민과 노르에피네프린의 단기적 방출을 자극할 뿐 아니라, 장기적으로 모노아민의 고갈을 야기할 수 있는 것으로 보고되었습니다. FDA에 보고된 마황의 사용과 관련된 정신과적 부작용으로는 정신증, 중증 우울증, 조증 또는 초조, 환각, 수면장애, 자살성 사고가 가장 흔하게 나타났습니다(Am J Psychia-

방풍통성산 ★★

과식으로 배설이 잘 되지 않는 경우에.

방기황기탕 ★★

땀이 많고 살이 물렁물렁하며 통통한 사람의 비만 개선에.

이것 하나만!

운동만으로 살을 빼는 것은 힘듭니다. 일단, 한편 식사를 통한 급격한 다이어트는 요요현상을 초래하여 결과적으로 과식하게 되고, 다시 살이 찌게 됩니다. 다이어트를 성공시키기 위해서는 계획성과 동기부여가 중요합니다. 누구나 사람은 상반된 마음을 가지고 있어서 "살을 빼고 싶지만 음식을 먹고도 싶어"라고 하는 갈등을 어떻게 통제하는지가 다이어트의 성공 열쇠입니다.

try. 2005). 또한 기분장애와 관련하여는 정신운동성 초조, 병적 수다, 사고비약, 자살성 사고, 과민성, 공격적 및 와해된 행동, 수면에 대한 필요성 감소를 보였다는 여러 증례보고들이 있습니다(Biomed Res Int. 2015). 따라서 특히 정신과 임상에서 마황 및 마황을 포함한 한약의 사용은 적절한 임상적 모니터링이 병행되어야 하며, 조증, 심각한 우울증이나 흥분상태, 환각, 자살 위험성, 수면장애 등을 보이는 환자에서는 사용상의 주의가 필요할 것으로 생각됩니다. 비만 치료에서 적절하고 안전한 마황 사용을 위해서 관련 임상진료지침을 참고할 수 있겠습니다(J Soc Korean Med Obes Res, 2007).

칼럼 : 모던 한방, 화한(和漢), 그리고 현대 중의학1

모던 한방을 계몽해온 지 10년이 지났습니다. 10주년을 기념하여 모던 한방 10년의 공과라는 주제로 내과계 종합잡지인 월간 《Modern Physician》에서 특집으로 다루었습니다. '공'보다는 '과'의 의견을 모으고 싶었습니다. 하지만 반론은 거의 없었습니다. 서양의가 모던 한방의 입장에서 보험적용 한약 엑기스제를 처방하는 것에 대한 뚜렷한 반론은 없는 것 같습니다. 반론이 있다면 제가 책임지고 대응할 필요가 있다고 생각합니다. 그런데 반론이 없다면 앞으로는 모던 한방, 화한(和漢), 현대 중의학이 각자 좋은 자리를 잡아서 진보해 나갔으면 좋겠습니다. 그리고 저보다 젊은 세대가 모던 한방을 이끌 때가 되었다고 생각합니다. 서양의가 보완의료로서 보험적용 한약 추출물을 사용하는 데 있어서는 간단한 것이 좋습니다. 지금 있는 질병들에, 지금 있는 약으로 대응할 수 있는 것이 중요합니다. 그런 지혜가 앞으로 집적되어 가기를 바랍니다. 모던 한방, 화한(和漢), 현대 중의학에서 큰 차이가 없다면 간단한 것이 좋습니다. 그리고 한방 전문가들은 기존과는 큰 차이가 있는 처방방법을 제시해야 합니다. 옛날 책에 쓰여 있으니까요, 옛날 사람들이 그렇게 했으니까요, 라는 식으로는 사람들을 설득하지 못합니다. 모던 한방과 이중 맹검 임상연구를 시행한다면 간단하게 결론을 얻을 수 있을 것 같습니다. 현대를 살아가는 우리에게는 그런 정보가 필요합니다.

—니미(新見)

칼럼 : 모던 한방, 화한(和漢), 그리고 현대 중의학2

모던 한방은 증상 X로부터 한약 A를 유도하는 것이라면, 화한(和漢)은 증상 X에 한방적 진찰을 더하여 한약 B를 유도합니다. 중의학은 증상이나 한방적 진찰로부터 증후명이라는 가상 병리개념을 이끌어냅니다. 중의학에서는 증후명이 필수적입니다. 증후명이 정해진다면 자동적으로 치료방법과 대표 한약이 결정됩니다. 에도시대에 화한(和漢)에서는 가상 병리개념의 증후명을 마음에 들지 않아 하여, 방증상대(方證相對)라고 한 것입니다. 한약(방)과 여러 가지 소견(증)이 상대된다는 개념으로서, 증후명을 제거한 것입니다. 그러면 증후명이 필수적인 중의학과, 증후명이 필요 없는 화한(和漢)과 모던 한방이라는 구도가 됩니다. 즉, 모던 한방과 화한(和漢)은 간략판이라고 할 수 있으며, 화한(和漢)은 모던 한방에 처방선택의 지혜를 더한 것이 됩니다. 이러한 화한(和漢)의 지혜를 구결(口訣)이라고 합니다. 구결이라는 말이 싫다면 임상적 지혜(clinical pearl)라고 불러도 좋을 것 같습니다. 모던 한방에서 처방에 익숙해진다면 화한(和漢)을 공부해 보십시오. 임상적 지혜이기 때문에 어느 부분에서부터 공부하더라도 좋습니다. 한편, 중의학은 무한한 증후명이 있으므로 서양의가 틈틈이 공부하기에는 너무 큰 어려움이 있습니다. 하지만 현대 중의학에는 나라에서 정한 교과서가 있습니다. 화한(和漢)에서 한방이론이 유파에 따라 서로 모순되는 일이, 현대 중의학에서는 없습니다. 거기에 기재되어 있는 귀비탕은 화한(和漢)에서 말하는 귀비탕의 약 10배량입니다. 다시 말하면 화한(和漢)은 중의학의 1/10 용량으로 승부를 보고 있다는 것입니다.

—니미(新見)

칼럼 : 자율신경실조증

저는 한방을 시작하고 나서 얼마 동안은, 마음의 병에는 손을 대서는 안 된다고 생각했었습니다. 하지만 많은 환자들을 진찰하고 있다 보면 마음의 병에도 상당 부분 한약을 사용할 수 있겠다고 실감하고 있습니다. 이 책에서 '전문의가 반드시 진찰해야 하는 병'이라고 적은 것 이외에는 모두 한약으로 대응해도 좋습니다.

특히 자율신경실조증이나 갱년기장애 등 호소가 많은 '눈치코치 없는 사람'에 대한 대처로는 한방이 더 적합하다고 생각합니다. 한방에서는 기본적으로 모든 환자들에게 제시할 수 있는 답이 있습니다. 환자분이 좋아졌다고 하면 성공한 것이지요. 하지만 예외가 되는 것이 자율신경실조증이나 갱년기장애입니다. 이런 환자분은 기본적으로 좋아졌다고 말해주지 않습니다. 항상 병을 찾고 있기 때문입니다. 이런 환자분으로부터 "덕분에"라는 말이 나오게 되면, 이쪽의 승리라고 할 수 있습니다. 기본적으로 가미소요산으로 밀어붙이며 1년 이상 투여합니다. 하지만 환자분이 변경을 희망한다면 하는 수 없이 다른 한약을 처방합니다. 그리곤 효과가 없을 때 다시 가미소요산을 처방합니다. 나아지고 있는지 어떤지는 환자분을 관찰하여 여러분들이 판단하십시오. 진찰실에 들어가는 모습, 말투, 복장, 화장 등으로 왠지 건강해진 느낌이 들지는 않는지 판단하는 것입니다. 시간이 걸리겠지만, 이른바 자율신경실조증에 대하여 한방은 효과적인 도구 중 하나라고 생각합니다.

—니미(新見)

이 책의 설명서

이 책은 정신과 전문의가 아닌 입장에서 정신과 영역에 한약을 활용하기 위한 간단한 플로차트를 먼저 소개합니다. 그다음으로는 임상약리학의 일인자인 후루코리(古郡) 선생님이 정신과 전문의 입장에서 권장하는 한약을 소개합니다. 이 두 가지 입장에서 같은 증상에 대한 처방을 소개하고 있지만, 동일한 처방이 소개되는 예도 있으며 다른 처방이 등장하는 경우도 있습니다. 한약은 여러 생약을 더해놓은 것으로 여러 증상에 유효하므로, 서양의학적으로는 이해하기 어려운 일이 일어납니다.

저의 처방과 후루코리(古郡) 선생님의 처방에서 고민될 때에는 왠지 마음에 드는 순서대로 사용하십시오. 결과는 환자분이 알고 있을 것입니다. 처음부터 명중시킬 생각을 하지 말고 시도한다는 마음으로 처방하는 것이 좋습니다. 여러 후보가 있을 때는 알고 있는 한약, 사용하고자 하는 한약부터 가벼운 마음으로 처방하십시오. 4주 정도 처방하여 조금이라도 유효하다면, 그 처방을 지속합니다.

화한(和漢)에서 사용하는 한약의 처방량은 현대 중의학의 처방량보다 매우 적고, 현대 중의학에 등장하는 다수의 극약(劇藥)이 일본에는 전혀 없습니다. 임신 시에 현대 중의학에서 금기시하고 있는 생약도 일본에는 없습니다. 안심하고 사용하십시오. 하지만 유효하다는 것은 당연히 부작용도 존재함을 의미합니다. 한마디로 '무언가 발생하면 중지'임을 명심하고 가벼운 마음으로 처방하십시오. 기본적으로 한약의 효과는 천천히 나타납니다. 양약과의 병용금기가 있는 한약은 기본적으로 없습니다. 그래서 보완의료로서의 존재가치가 있는 것입니다. 이 책을 바이블로 하여 정신과 영역의 한약을 사용하고 그 유용성을 즐겨보십시오.

니미 마사노리(新見正則)

마무리하며

플로차트 한약 시리즈는 이미 여러 종이 출판되었습니다. 이번에는 정신과 영역의 플로차트입니다. 그리고 공저자는 정신약리학 전문가인 후루코리(古郡) 선생님입니다. 언제나 플로차트 한약 시리즈에서 신세를 지고 있는 신흥의학출판사의 하야시 미네코(林峰子) 사장님 소개로 후루코리(古郡) 선생님을 처음 만난 날, 선생님으로부터 "한방에는 학회가 있습니까?"라는 질문을 받았습니다. 그때, 이분이라면 틀림없이 재미있고 유익한 책을 함께 쓸 수 있을 것이라고 확신했습니다. 일본동양의학회의 존재를 모르는 선생님이셨지만, 스스로 한방의 매력을 이해하고 또 많은 제자분들로부터 한방의 매력을 들으셨겠지요. 그에게는 한방이 일본동양의학회라는 틀 안에 있는 게 아니라는 생각이 들었습니다. 그것으로 좋습니다. 한방이 일본동양의학회와 무관하게 진화해도 전혀 문제가 없다고 생각합니다. 서양의료의 안에 한방이 침투하면 그것으로 된다는 것입니다. 제가 모던 한방이라고 칭하며 계몽·보급에 힘쓴 생각과 공통점을 느꼈습니다. 그런 공정한 입장에 서 있는 선생님과 쓴 책입니다. 후루코리(古郡) 선생님이 좋다고 말하는 것은 정신약리학적으로도 의미가 있는 것입니다.

저는 그렇게 간단하면서도 거의 같은 결과에 도달하는 방법을 이야기하고 있지만, 사실은 많은 고전(古典)을 읽고 있습니다. 그리고 한방 명의라고 불리고 있는 선생님들의 외래에도 많이 견학을 다니고 있습니다. 무엇보다 매주 금요일에 마쓰다 구니오(松田邦夫) 선생님에게 가르침을 받게 된 지 10년 이상이 되었습니다. 마쓰다 선생님은 예전에 한 선생님으로부터 "그렇게 쉽게 가르쳐주지 마라. 제자가 되면 제대로 가르쳐주고."라는 말을 들었다고 합니다. 하지만 마쓰다 선생님은 옛날부터 숨기는 것 없이 모든 것을 저에게 가르쳐주고 계십니다. 그런 지혜를 충실하게 써 내려간 것이 플로차트 한약의 등장으로 이어지게 되었습니다. 이런 사고방식은 전통적인 것을 추구하는 선생님들의 반발을 불러옵니다. “우리는 이렇게 열심히 한방을 공부하고 있는데, 그렇게 쉽게 처방해도 OK라고 말해버리면, 공부하는 의미를 모르겠다”라는 것입니다. 그런 발언은 대환영입니다. 플로차트 한약을 대조군으로 하여 열심히 공부해서 내린 처방과 이중 맹검 임상연구를 한다면, 그리고 통계적 유의성을 갖고 이기게 된다면, 누구라도 설득할 수 있을 것입니다. 한방진료는 더욱 나은 처방선택에 필수적이라는 것을 증명할 수 있을 것입니다. 하지만 그런 임상연구는 화한(和漢)에서 지금까지 전무합니다. 그런 결과가 나올 때까지는 자유를 가지고, 모던 한방의 위치에서 어려움을 겪고 있는 환자분들을 치료합시다.

항상 올바른 한방의 입장을 가르쳐주시는 마쓰다 구니오 선생님께 거듭 감사드립니다. 그리고 업계의 반발을 두려워하지 않고 항상 출판의 기회를 주시는 신흥의학출판사 하야시 미네코 사장님께도 감사드립니다.

2019년 2월

니미 마사노리(新見正則)

참고문헌

1) 松田邦夫, 稲木一元: 臨床医のための漢方[基礎編]. カレントテラピー, 1987

2) 大塚敬節: 大塚敬節著作集第1巻～第8巻別冊. 春陽堂, 1980−1982

3) 大塚敬節, 矢數道明, 清水籐太郎: 漢方診療医典. 南山堂, 1969

4) 大塚敬節: 症候による漢方治療の實際. 南山堂, 1963

5) 稲木一元, 松田邦夫: ファーストチョイスの漢方藥. 南山堂, 2006

6) 大塚敬節: 漢方の特質. 創元社, 1971

7) 大塚敬節: 漢方と民間藥百科. 主婦の友社, 1966

8) 大塚敬節: 東洋医學とともに. 創元社, 1960

9) 大塚敬節: 漢方ひとすじ: 五十年の治療体験から. 日本経済新聞社, 1976

10) 松田邦夫: 症例による漢方治療の實際. 創元社, 1992

11) 日本医師會 編: 漢方治療のABC. 日本医師會雜誌臨增 108(5), 1992

12) 大塚敬節: 歌集杏林集. 香蘭詩社, 1940

13) 三潴忠道: はじめての漢方診療十五話. 医學書院, 2005

14) 花輪壽彦: 漢方診療のレッスン. 金原出版, 1995

15) 松田邦夫: 巻頭言: 私の漢方治療. 漢方と最新治療 13(1)2−4, 世論時報社, 2004

16) 新見正則: 本当に明日から使える漢方藥. 新興医學出版社, 2010

17) 新見正則: 西洋医がすすめる漢方. 新潮杜, 2010

18) 新見正則: プライマリケアのための血管疾患のはなし漢方診療も含めて. メデイカルレビュー社, 2010

19) 新見正則: フローチャート漢方藥治療. 新興医學出版社, 2011

20) 新見正則：じゃあ，死にますか？ リラックス外來トーク術新興医學出版社，2011
21) 新見正則：簡單モダン・カンポウ．新興医學出版杜，2011
22) 新見正則：じゃあ，そろそろ運動しませんか？ 新興医學出版社，2011
23) 新見正則：iPhone アプリ「フローチャート漢方藥治療」
24) 新見正則：じゃあ，そろそろ減量しませんか？ 新興医學出版社，2012
25) 新見正則：鐵則モダン・カンポウ．新興医學出版杜，2012
26) 松田邦夫・新見正則：西洋医を志す君たちに贈る漢方講義．新興医學出版杜，2012
27) 新見正則：實踐ちょいたし漢方．日本医事新報 4683(1)，2014
28) 新見正則：症例モダン・カンポウ．新興医學出版社，2012
新見正則：飛譯モダン・カンポウ．新興医學出版社，2013
29) 新見正則：患者必讀医者の僕がやっとわかったこと．朝日新聞出版，2014
30) 新見正則：フローチャート漢方藥治療2．新興医學出版社，2014
31) 新見正則：3秒でわかる漢方ルール．新興医學出版社，2014
32) 新見正則：患者さんのためのフローチャート漢方藥．新興医學出版社，2015
33) 新見正則：實踐3秒ルール128漢方處方分析．新興医學出版社，2016
34) 新見正則：ボケずに元氣に80歲！ 一名医が明かすその秘訣．新潮文庫，2017
35) 新見正則：論文からひもとく外科漢方．日本医事新報社，2017
36) 新見正則，樫尾明彦：スーパー★ジェネラリストに必要なモダン・カンポウ．新興医學出版社，2014

37) 新見正則，樫尾明彦：モダン·カンポウ上達チェックリスト．新興医學出版社，2016
38) 新見正則：サクサク讀める漢方ビギナー處方ドリル．新興医學出版社，2016
39) 新見正則： メディカルヨガー誰でもできる基本のポーズ．新興医學出版社，2017
40) 新見正則： フローチャートこども漢方藥一びっくり ·おいしい飲ませ方．新興医學出版社，2017
41) 新見正則： フローチャートがん漢方藥ーサポート医療·副作用輕減·緩和に．新興医學出版社，2017
42) 新見正則：イグノーベル的バランス思考一極·健康力．新興医學出版社，2017
43) 新見正則： フローチャート高齢者漢方藥フレイルこそ漢方のターゲット．新興医學出版社，2017
44) 新見正則，千福貞博，坂崎弘美：漢方♥外來ナンパ術．新興医學出版社，2017
45) 新見正則，チータム倫代：フローチャート皮膚科漢方藥．新興医學出版社，2018
46) 古郡規雄：精神科身休モニタリング塾．新興医學出版社，2018
47) 加藤 溫：狀況別に學ぶ内科医 ·外科医のための精神疾患の診かた．中山書店，2016
48) 兒玉知之：一般臨床医のためのメンタルな患者の診かた ·手堅い初期治療．医學書院，2011

찾아보기

사

아